名医支招如何防治烧伤

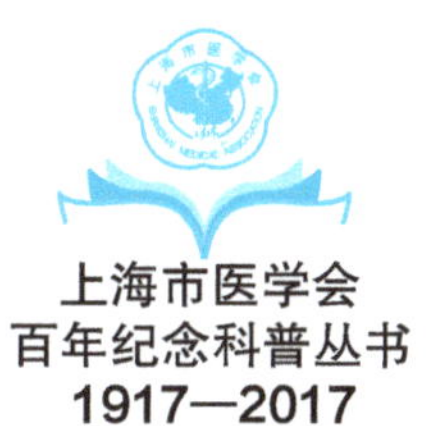

上海市医学会
百年纪念科普丛书
1917—2017

上海市医学会
上海市医学会烧伤外科专科分会　组编

上海科学技术出版社

图书在版编目(CIP)数据

名医支招·如何防治烧伤 / 上海市医学会,上海市医学会烧伤外科专科分会组编. —上海:上海科学技术出版社,2018.2

(上海市医学会百年纪念科普丛书)

ISBN 978 - 7 - 5478 - 3896 - 9

Ⅰ.①名⋯　Ⅱ.①上⋯②上⋯　Ⅲ.①烧伤—防治　Ⅳ.①R644

中国版本图书馆 CIP 数据核字(2018)第 023852 号

名医支招
如何防治烧伤
上海市医学会
上海市医学会烧伤外科专科分会　　组编

上海世纪出版(集团)有限公司
上海 科 学 技 术 出 版 社　出版、发行
(上海钦州南路 71 号　邮政编码 200235　www. sstp. cn)

字数:100 千　　　　　印张 7
2018 年 2 月第 1 版　2018 年 2 月第 1 次印刷
ISBN 978 - 7 - 5478 - 3896 - 9/R · 1560
定价:30. 00 元

本书如有缺页、错装或坏损等严重质量问题,请向工厂联系调换

内容提要

　　本书由上海市医学会烧伤外科专科分会组织全上海的烧伤领域专家精心编撰而成。这些专家长期工作在临床第一线，参与包括烧烫伤、电击伤、化学灼伤等在内的各类烧伤的救治，具有丰富的烧伤救治经验。部分专家除了临床工作外，还开展了大量烧伤相关的基础研究，具有扎实的理论基础。

　　他们从日常救治的各种类型烧伤中的常见问题入手，提炼出患者及家属最为关注的问题并给予权威解答。内容涵盖了皮肤结构和烧伤相关基础问题；烧伤预防、紧急处置、急诊处理；烧伤治疗和康复等。

　　相信本书会让大家对烧伤防治有更为全面的了解。本书内容权威且实用，语言通俗易懂，可供广大烧伤患者及家属阅读参考。书中还对撰文专家的专业特长、研究方向等予以简单介绍，以方便读者在求医问药过程中找到更为适合的专家。

上海市医学会百年纪念科普丛书

编委会

主　编：徐建光

副主编：马　强　　朱正纲　　孙晓明　　孙颖浩　　陈国强
　　　　陈赛娟　　桂永浩　　葛均波　　颜世洁　　瞿介明

编　委：丁　强　　于广军　　马　端　　王卫庆　　王学锋
　　　　王敏杰　　王德辉　　方唯一　　邓小明　　田　红
　　　　包玉倩　　吕中伟　　朱国行　　华克勤　　刘士远
　　　　刘中民　　刘建民　　刘皋林　　江孙芳　　孙　锟
　　　　孙建华　　孙晓溪　　李　铮　　李春波　　杨程德
　　　　吴坚平　　何燕玲　　狄　文　　沈国芳　　张　晨
　　　　张　琳　　张文宏　　张继明　　陆　舜　　陈文华
　　　　陈尔真　　陈丽云　　邵贵强　　范存义　　范先群
　　　　林晓曦　　金震东　　周行涛　　胡超苏　　侯立军
　　　　俞卓伟　　施伟民　　姜建元　　姜格宁　　倪兆慧
　　　　郭胤仕　　黄国英　　章　雄　　章振林　　傅志仁
　　　　谢渭芬　　楼文晖　　管阳太　　谭　鸣　　熊源长

编委会办公室

主　任：颜世洁

副主任：田　红　　刘丙龙

成　员：王忆雯　　宁　燕　　华　飞　　孙　瑜　　沙燕倩
　　　　张　力　　陈燕昀　　徐　英　　楚　青　　魏　爽

（按姓氏笔画排序）

本书编委会

主　编： 夏照帆　章　雄

副主编： 朱世辉　王光毅　张　勤　唐洪泰

编　委：（按姓氏笔画排序）

马　兵　王　洁　王文奎　王志勇　牛轶雯
方　勇　吕开阳　朱　峰　朱维平　向　军
刘　琰　许　瑾　苏　波　李　卫　肖仕初
陆树良　郇京宁　郑捷新　赵烨德　胡晓燕
俞为荣　姚　敏　顾海峰　倪　涛　徐　顺
郭瑜峰　董肇杨　程大胜

总 序

上海市医学会成立于 1917 年 4 月 2 日，迄今已有 100 年的悠久历史。成立之初以"中华医学会上海支会"命名，1932 年改称"中华医学会上海分会"，1991 年正式更名为"上海市医学会"并沿用至今。

百年风雨，世纪沧桑，从成立之初仅 13 人的医学社团组织，发展至今已拥有 288 家单位会员、22 000 余名个人会员，设有 92 个专科分会和 4 个工作委员会，成为社会信誉高、发展能力强、服务水平好、内部管理规范的现代科技社团，荣获上海市社团局"5A 级社会组织"、上海市科协"五星级学会"。

穿越百年历史长河，上海市医学会始终凝聚着全市广大医学科技工作者，充分发挥人才荟萃、智力密集、信息畅通、科技创新的优势，在每一个特定的历史时期，在每一次突发的公共卫生事件应急救援中，均很好地体现了学会的引领带动作用。近年来，在"凝聚、开放、服务、创新"精神的指引下，学会不忘初心，与时俱进，取得了骄人的成绩。

2016 年，习近平总书记在"全国卫生与健康大会"上发表重要讲话，指出"没有全民健康就没有全面小康"，强调把人民健康放在优先发展的战略地位。中共中央、国务院印发的《"健康中国 2030"规划纲要》明确了"共建共享、全民健康"是建设健康中国的战略主题，要求"普及健康生活、加强健康教育、提高全民健康素养"，要推进全民健康生活方式行动，要建立健全健康促进与教育体系，提高健康教育服务能力，普及健康科学知识等。上海市医学会秉承健康科普教育的优良传统，认真践行社会责任，组织动员广大医学专家积极投身医学科普创作与宣传教育。

近年来，学会重点推出了"健康方向盘"系列科普活动、"架起彩虹桥"系列医教帮扶活动和"上海市青年医学科普能力大赛"三项科普品牌。通过科普讲座、咨询义诊、广播影视媒体宣传以及推送科普文章或出版科普读物等多形式、多渠道，把最前沿的医学知识转化成普通百姓健康需求的科普知识，社会反响良好。配合学会百年华诞纪念活动，其间重点推出了百场科普巡讲活动和百位名医科普咨询活动。上海市医学会以其卓有成效的科普宣教工作受到社会各界好评，荣获上海市科委颁发的"上海科普教育创新奖-科普贡献奖（组织）二等奖"、中华医学会"优秀医学科普单位"和"全国青年医学科普能力大赛优秀组织奖"，成为上海市科协"推进公民科学素质"百家示范单位之一。

为纪念上海市医学会成立 100 周年，同时将《"健康中国 2030"规划纲要》精神进一步落到实处，我们集中上海医学界的学术领袖和科普精英编著出版这套科普丛书，为大众提供系统的医学科普知识以及权威的疾病防治指南，为"共建共享、全民健康"的健康中国建设添砖加瓦。在这套丛书里，读者既可以"读经典"——呈现《再造"中国手"》等丰碑之作，重温医学大家叱咤医坛的光辉岁月，也可以"问名医"——每本书约有 100 名当代名医答疑解惑，解决现实中的医疗健康困扰。既可以通过《全科医生，你家的朋友》佳作，找到你的家庭医生，切实地感受国家医疗体制改革的努力给大众带来的健康保障；也可以领略《从"削足适履"到"量身定制"——医学 3D 打印技术》《手术治疗糖尿病的疗效如何》等医学前沿信息，感受现代医学科技进步带来的福音。

经典丰满的内容，来源于团结奋进、齐心协力的编写团队。这套丛书涉及上海市医学会所属的 50 余个专科分会，编委达 2 000 余名，参与编写者近 5 000人，堪称上海市医学会史上规模最大的一次集体科普创作。我相信，每一位参与科普丛书的编写者都将为在这场百年盛典中留下手迹，并将这些健康科普知识传播给社会大众而引以为荣。

在此，我谨代表上海市医学会，向所有积极参与学会科普丛书编著的专科分会编委会及学会工作人员，向关注并携手致力于医学科普事业发展的上海科学技术出版社表示衷心的感谢！

源梦百年、聚力同行，传承不朽、再铸辉煌。愿上海市医学会薪火不熄，祝万千家庭健康幸福！

上海市医学会 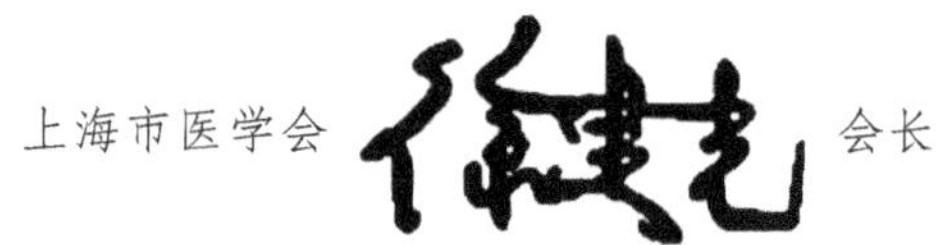 会长

2017 年 5 月

前 言

  在日常生活中,热液、火焰、蒸汽、热金属、电、化学物品等所引起的烧伤时有发生。随着城市人口密度的增加,住宅区突发性火灾和工业区灾难性事故所造成的成批烧伤及烧爆复合伤并不鲜见。可见,烧伤是一类常见且具有较大社会影响的疾病。烧伤的救治不仅仅是简单的创面修复,在大面积深度烧伤患者的救治过程中,涉及休克复苏、纠正酸碱平衡及水电解质平衡紊乱、封闭创面、营养支持、抗感染、防治多脏器功能损害、瘢痕整复等诸多重要临床和基础问题。根据不同致伤原因,烧伤救治的策略也有所不同,特别是大面积烧伤的救治难度大、技术要求高。

  我国对大面积烧伤救治的研究开始于 20 世纪 50 年代。1958 年,上海市广慈医院(现上海交通大学医学院附属瑞金医院)成功救治世界首例烧伤面积超过 80％TBSA(总体表面积)的患者邱财康;同年,第二军医大学(现海军军医大学)附属长海医院救治烧伤面积达 100％TBSA、Ⅲ 度烧伤面积 80％TBSA 并伴有严重吸入性损伤的钢铁工人,使其存活 42 天;在此后的数年间,近百例Ⅲ度烧伤面积超过 90％的患者得到成功救治,我国烧伤临床救治水平迅速跃居国际领先。在几代烧伤工作者的不懈努力下,我国烧伤的临床救治及基础理论研究均取得了举世瞩目的成就,创造了很多独具中国特色的治疗方法,使我国烧伤临床救治水平始终处于国际前列。

  为使读者对烧伤外科临床救治技术及理论有全面的了解和把握,本书以"读经典"和"问名医"两部分予以介绍,内容涵盖烧伤病程中的临床重点与难点,以实用和通俗易懂为原则,希望能够为烧伤医学知识的普及起到推动作用。

鉴于编撰时间紧，难免存在缺陷及不足之处，敬请批评指正。

中国工程院院士

海军军医大学附属长海医院烧伤科主任

中华医学会烧伤外科学分会前任主任委员

夏照帆

2017 年 11 月

目　录

目录

CHAPTER ONE

1

读经典

一、遭遇烧伤，该怎么办

近年来，我国医院烧伤科门诊量、急诊量及住院患者数逐渐增加。由于烧烫伤的突发性和特殊性，人们在遇到这种情况时，通常不知道该如何处理。因此，了解烧烫伤的早期应急处理知识非常必要。

热力烧伤包括火焰烧伤、蒸汽烫伤、热液（开水、热油等）烫伤、高温金属灼伤等。遭遇烧烫伤应注意以下几点。

（1）远离热源：若发生火焰烧伤，应尽快脱去着火的衣物，或者使用不易燃材料如大衣、毛毯、被子等迅速覆盖着火处，使之与空气隔绝，或者用水浇灭火焰，避免继续燃烧加重伤情。应注意的是，衣物着火时切勿站立不动或者奔走呼救，尽量避免烧伤头面部和吸入性损伤。若发生热液烫伤，应迅速脱去被热液浸渍的衣服。迅速逃离现场，即火场或者热水池等。

（2）尽快冷疗：发生热力烧伤后，应尽快给予冷疗，也就是冷水冲洗或者浸泡。及时有效的冷疗可以减少创面残余热力继续损伤，防止创面加深，还可以减轻疼痛，减少创面渗出和水肿。如果烧伤面积不大，则可以考虑以清水（低于15℃）持续冲洗创面半小时至 1 小时；也可以用湿的冷毛巾、纱垫等湿敷创面。如果创面有异物或者创面污秽，应尽量将创面冲洗干净。若烧伤面积较大（儿童＞10％体表面积，成人＞15％体表面积。正常人手掌大小约为自身体表面积的 1％），切忌长时间清水持续冲洗，因为水温较低，持续大量清水冲洗可能会引起体温过低，并且可能耽误向医院的转运以及进一步治疗，引起一系列并发症等。

（3）立刻转运：烧伤面积大的伤员须立刻向烧伤中心转运，以治疗其可能发生的并发症。切勿自行在家中处理，否则可能会出现休克、感染等严重并发症，甚至可能导致伤员死亡。发生烫伤后伤员自身及亲友一般比较慌张，常会采取一些错误的处理方法，如往创面上涂抹牙膏、老鼠油、紫药水、酱油、麻油，甚至大酱等异物。这些东西有些会加重伤情，使本来可能自愈的创面无法自愈，有些还会影响医生判断病情。因此，除了使用清水冲洗外，切勿在入院前在创面上使用这些物品。

（4）继续关注伤情：继续关注伤员病情，尤其是烧伤面积较大者（12 岁以下儿童＞5％体表面积，成人＞10％体表面积)，若不及时处理，由于体表液体渗出较多等原因可能会发生休克，进而导致一系列并发症，甚至引起伤员死亡。此时可以考虑少量多次给口渴的伤员饮用淡盐水(例如一次给予 100 毫升，每小时给予 2～6 次)。切忌一次大量给予，避免引起伤员呕吐，进而造成误吸；也不宜单纯饮用大量清水等，以防造成水中毒。

(5) 谨防吸入性损伤：发生火灾或者衣物起火时，常会有大量烟雾产生。若伤员处于此种环境中，即使体表没有明显创面，也可能因吸入大量烟雾而产生吸入性损伤。吸入性损伤发生后，通常当时没有明显表现或者仅仅表现出轻微的咳嗽、咳痰等症状。但若未得到及时有效的治疗，随着伤情的发展可能出现呼吸功能不全、肺水肿、间质性肺炎等严重后果，严重的可能导致伤员死亡。此外，若火灾发生时有过爆炸，且伤员离爆炸源较近，则伤者可能存在肺爆震伤，而这种损伤可能在体表没有创面。肺爆震伤发展到一定程度，可能产生肺大疱、血气胸，甚至肺间质实变，可危及患者生命。若烧烫伤创面出现水疱或者苍白等情况，则考虑创面可能较深，难以自愈。发生以上情况，应立刻转运至烧伤中心进一步治疗。

(夏照帆)

—— 专家简介 ——

夏照帆

夏照帆，中国工程院院士，海军军医大学附属长海医院烧伤科主任医师，教授，博士研究生导师，长江学者，国家重点学科(烧伤外科学)和教育部创新团队带头人，上海市烧伤急救中心主任，全军烧伤研究所所长，全军烧伤休克与器官损伤防治重点实验室主任，上海市烧伤临床质控中心主任。曾任中华医学会烧伤外科学分会主任委员，现任国际烧伤学会执行委员、全军医学科学技术委员会常务委员。长期致力于烧伤救治、教学和基础研究工作。所领导的团队在烧伤并发症防治、创面修复和组织工程皮肤构建方面做了系列基础和临床研究，先后主持国家科技支撑计划、自然科学基金委重大国际合作研究课题和重点项目以及军队重点项目等课题。

二、我国烧伤治疗水平怎么样

我国的烧伤研究开始于20世纪50年代初,"全民大炼钢铁"期间,烧伤患者骤然增多,全国各地纷纷建立烧伤病房,组建烧伤专科,涌现了以上海广慈医院(现上海交通大学医学院附属瑞金医院)、北京积水潭医院、第三军医大学西南医院(现陆军军医大学第一附属医院)、第二军医大学长海医院(现海军军医大学附属长海医院)、解放军三零四医院(现中国人民解放军总医院第一附属医院)等为龙头的烧伤外科机构。

1958年,上海广慈医院成功抢救了世界首例烧伤面积超过80％的患者邱财康,短期内我国的烧伤救治便达到了世界先进水平,积累了丰富的经验。到1960年,初步形成了我国独创的一整套的烧伤救治方案,包括上海广慈医院灼伤整形科总结出的大面积烧伤患者的休克液体复苏公式、创造性发明的混合移植方法等,大面积深度烧伤的救治水平跃居世界前列。

1978年改革开放后,我国的烧伤学科得到了全面发展,不但临床救治水平迅速提高,而且不少单位组建了烧伤实验室,全面开展烧伤的临床和基础理论研究,在烧伤早期损害、创面处理、烧伤感染、脓毒症、脏器损害、吸入性损伤、电烧伤、复合伤、营养代谢、烧伤整形等各方面都取得了一些创新性成果。

烧伤外科领域先后拥有黎鳌(原第三军医大学)、盛志勇(原解放军三零四医院)、夏照帆(原第二军医大学)三名中国工程院院士。经过几代烧伤医务工作者的不懈努力,我国的大面积烧伤救治成功率处于世界领先水平,烧伤理论研究的整体水平也处于国际水平。

(章　雄)

— **专家简介** —

章　雄

章雄,医学博士,上海交通大学医学院附属瑞金医院烧伤整形科主任医师,博士研究生导师。主要专注于烧伤创面愈合和脓毒症的研究。上海市医学会烧伤外科专科分会主任委员。曾任上海市卫生和计划生育委员会副主任,上海交通大学医学院副院长,兼任中国医师协会烧伤科医师分会副会长,中国医院协会医疗法制专业委员会副主任委员,上海市专科医师规范化培训专家委员会副主任委员,《中华损伤与修复杂志》副主编,《卫生资源杂志》副主编。

三、皮肤的主要功能有哪些

皮肤的功能复杂多样，概括起来主要有以下五大功能。

保护功能

皮肤覆盖在身体表面，是人体的天然保护屏障。角质层能防止体内营养物质及水分的丧失，同时又防止有害物质的入侵；真皮层的坚韧和强度、脂肪层的柔软和弹性，能够有效地缓冲外来的机械力冲击，从而保护人体；色素细胞能够吸收紫外线，使人体免受日光的损害。

感觉功能

皮肤内含有很多的神经末梢，使我们具有"痛、触、冷、热、压、痒"等不同的感觉。不要小看这些感觉，当环境变化或外界刺激对身体产生不利影响时，这些感觉就好像身体的预警机制，及时提醒我们采取措施，防范各种侵害。

体温调节功能

脂肪层是温热的不良导体，对体温的保持具有重要作用，如同给身体穿了一件厚厚的棉袄。皮肤还通过毛细血管的收缩与扩张、汗液分泌的减少与增加，通过辐射、对流、传导、蒸发等物理方式散发热量，从而调节体温以适应外界气温的变化。

吸收、分泌与排泄功能

皮肤并不是完全不通透的绝对屏障，尚具有吸收、分泌与排泄的功能。一些水分、脂溶性物质、重金属（如汞、铅、砷、铜等）盐类可通过毛孔、汗孔、皮脂腺孔及表皮细胞间隙进入体内。通过汗液的分泌和皮脂的排泄，不仅能够起到排泄废物的作用，而且两者混合后在皮肤表面形成一层乳化皮肤膜，可以滋润角质层，防止皮肤干裂。

免疫功能

皮肤是人体最大的免疫器官，对人体具有重要的保护作用。皮肤内含有多种免疫细胞和免疫因子,既是人体免疫反应的启动器官,也是执行免疫效应的场所。对保护人体免受外来病原体侵入,识别并杀死自身异常细胞、衰老细胞具有重要作用。

(王光毅)

—— 专家简介 ——

王光毅

王光毅,海军军医大学附属长海医院烧伤外科副教授、副主任医师,医学博士,硕士研究生导师。擅长危重症烧伤/创伤患者的救治、难愈性创面修复和复杂瘢痕整复治疗。中华医学会烧伤外科学分会青年委员会副主任委员,上海市医学会烧伤外科专科分会副主任委员,《中国外科年鉴》烧伤外科主编。先后主持了教育部国家科技支撑计划子课题、两项国家自然科学基金面上项目、上海市教委科研创新重点项目、全军后勤科研计划重大专项课题子课题等研究,获国家发明专利 10 项,获多次国家科技进步奖、上海市科技进步奖等。

四、常见的烧伤原因有哪些

烧伤主要指热力、化学物质、电能、放射线等引起的皮肤、黏膜，甚至深部组织的损害，皮肤热力烧伤较为多见。据统计，每年因意外伤害的死亡人数，烧伤仅次于交通事故，排在第二位，而且在交通事故伤害中也有大量伤员合并烧伤。我国烧伤年发病率为 1.5%～2%，即每年约有 2000 万人遭受不同程度烧伤，其中约 5% 的烧伤患者需要住院治疗。

烧伤常见的原因包括如下几点。

（1）热力烧伤：包括火焰、灼热金属致伤及热液、蒸汽所致烫伤。

（2）化学烧伤：强酸、强碱、糜烂性毒剂。

（3）电烧伤：包括电弧烧伤和电接触伤。

（4）放射性烧伤：由射线所致的烧伤。

（5）热挤压伤：由热力和压力持续作用造成的组织损伤。

（6）冻伤：由低温造成的损伤。由于环境低温和其他诱因导致全身和局部温度降低，或局部组织冻伤的总称。冻伤不属烧伤范畴，但其造成的组织损伤有与烧伤类似的地方，其治疗也往往可由烧伤科医师实施。

（朱世辉）

— 专家简介 —

朱世辉

朱世辉，中国人民解放军烧伤研究所副所长，主任医师，教授，博士研究生导师。中国医师协会烧伤科医师分会副会长，上海市医学会烧伤外科专科分会候任主任委员，中国康复医学会烧伤治疗与康复学专业委员会副主任委员，上海市医师协会烧伤科医师分会副会长，中国研究型医院学会烧创伤修复重建与康复专业委员会副主任委员。

五、烧伤程度怎样判断

烧伤程度主要根据烧伤面积、烧伤深度、合并伤如吸入性损伤及其他外伤判断。

（1）烧伤面积：目前中国烧伤面积计算方法，大多采用中国九分法和手掌法。

1）中国九分法：用于成片完整体表部分面积计算，将头颈、四肢及躯干等按九的倍数进行计算。

2）手掌法：患者本人五指并拢，其手掌面面积为体表总面积的 1%。

3）小儿烧伤面积计算有其特殊性，应根据年龄相应调整。

（2）烧伤深度：目前普遍采用根据皮肤烧伤的深浅分为浅Ⅰ度、浅Ⅱ度、深Ⅱ度、Ⅲ度。2001 年中华医学会烧伤外科分会也将深达肌肉、骨质烧伤划为 Ⅳ 度，国外尚未采用该种方法。

1）Ⅰ度烧伤：又称红斑性烧伤，仅伤及表皮浅层，表现局部红斑、微肿、灼痛、无水疱。一般 3～5 天内痊愈、脱细屑、不留瘢痕。

2）Ⅱ度烧伤，又称水疱性烧伤，又分浅Ⅱ度和深Ⅱ度。

浅Ⅱ度：毁及部分生发层或真皮乳头层。创面红、肿、剧痛，出现较大水疱，水疱内含血浆样液体，水疱去除后创面鲜红、湿润、疼痛更剧、渗出多。如无感染8～14 天愈合，一般不留瘢痕。

深Ⅱ度：除表皮、全部真皮乳头层受损，真皮网状层部分受累，位于真皮深层的毛囊及汗腺尚有活力。水疱皮灰暗，破裂或去除腐皮后，创面红白相间或可见细小栓塞的血管网、痛觉迟钝，创面质韧。一般需要 14～28 天愈合，往往遗留瘢痕增生及挛缩畸形。

3）Ⅲ度烧伤：又称焦痂型烧伤。皮肤表皮及真皮全层被毁，深达皮下组织，甚至肌肉、骨骼亦损伤。创面上形成的一层坏死组织称为焦痂，呈苍白色、黄白色、焦黄或焦黑色，干燥坚硬的焦痂可呈皮革样，焦痂上可见到已栓塞的皮下静脉网呈树枝状，创面痛觉消失，拔毛试验易拔出而不感疼痛。大多需植皮方可愈合，且常遗留瘢痕挛缩畸形。

4）目前中华医学会推荐将深达肌肉、骨骼和关节的烧伤列为 Ⅳ 度烧伤。

（3）吸入性损伤：因吸入高热气体、误饮高温液体，或吸入火焰或干热空气及吸入有毒烟雾或化学物质损害呼吸系统并可导致化学性中毒损伤，伤员常伴有头面部烧伤。

（4）是否有其他合并伤：如合并骨折、颅脑外伤等。

（张　勤）

—— 专家简介 ——

张　勤

张勤，主任医师，硕士研究生导师，上海交通大学医学院附属瑞金医院烧伤整形科副主任。上海市医学会烧伤外科专科分会副主任委员，《中华损伤与修复杂志》编委，《中华烧伤杂志》编委，国家卫生应急处置指导专家烧伤专业组专家。

六、严重烧伤的病程是怎么分期的

根据烧伤后患者病理生理学特点,病程大致分为四期,各期之间往往相互重叠。

休克期

严重烧伤后,在热力直接作用和炎症介质的作用下,人体毛细血管通透性增加,血管内液体、电解质、蛋白等物质漏出到血管外面,进入组织间隙造成组织水肿,或者由烧伤创面渗出到体外。整个渗出过程一般持续 36～48 小时,以伤后 2～3 小时最为明显,伤后 8 小时达到高峰。小面积浅度烧伤,体液的渗出量有限,通过人体的代偿,不致影响全身的有效循环血量,仅仅表现为局部组织水肿。面积较大、较深的烧伤(一般指 Ⅱ、Ⅲ 度烧伤面积成人大于 15%,小儿大于 5%),尤其是治疗不及时或不当,由于体液的大量渗出,循环血量明显下降,可出现血流动力学和流变学变化,逐渐发展为休克,故而称为休克期。烧伤休克一般属于低血容量性休克。

感染期

休克期后或休克期同时,感染成为严重烧伤的另一个严重威胁。感染期可以持续至创面愈合。引起感染的原因主要是烧伤后皮肤、黏膜屏障功能受损,脏器和各系统功能尚未恢复,全身免疫功能和防御侵入性感染的能力低下,人体对病菌易感性增高,而烧伤创面坏死组织中大量细菌生长和繁殖,极易进入人体内,形成全身性感染。水肿回吸收期和坏死组织溶解期容易发生严重感染。

烧伤后 3～10 天为水肿回吸收阶段,创面局部肉芽屏障未臻形成,创面细菌、毒素易随水肿回吸收带入人体。伤后 2～3 周,创面坏死组织广泛溶解,大量毒素和细菌可能通过创面、静脉导管、呼吸道、胃肠道等途径侵入人体正常组织导致全身性感染。

浅度烧伤如早期创面处理不当,可出现局部感染和炎症反应(如蜂窝织炎)。大面积深度烧伤如果未及时治疗,有可能出现创面脓毒症或全身性感染,严重者可能发生体内多个器官功能不全甚至死亡。

修复期

烧伤后创面出现炎性反应的同时启动人体组织的修复过程。Ⅰ度和浅Ⅱ度烧伤创面能自行修复愈合,一般在两周内可愈合;无感染的深Ⅱ度烧伤创面依靠残存的皮肤毛囊、汗腺上皮组织生长修复创面,需要3~4周时间。Ⅲ度烧伤创面则需行切削痂手术,再移植自体皮肤而修复创面。

康复期

深度创面愈合后,可形成瘢痕、色素改变,严重者影响功能和外观。可使用压力治疗、硅酮等药物预防和治疗增生性瘢痕。采取功能锻炼、康复治疗等手段,治疗因瘢痕所造成的关节、功能部位挛缩和畸形。必要时行整形手术以期改善或恢复功能。大面积深度烧伤的康复过程需要较长的时间,需同时注重心理治疗。

(郇京宁)

—— 专家简介 ——

郇京宁

郇京宁,上海交通大学医学院附属瑞金医院烧伤整形科主任,主任医师,博士研究生导师。中华医学会烧伤外科学分会副主任委员,上海市医师协会烧伤科医师分会会长,《中华烧伤杂志》副主编。从事烧伤临床救治、基础科研和教学工作,曾获多项国家自然科学基金项目,获上海市科技成果二等奖1项,军队科技进步三等奖和军队医疗成果三等奖3项,曾获上海市育才奖。

七、如何为孩子筑起一道安全防火墙

　　每当看到被烫伤的孩子在疼痛中挣扎，不禁流泪；看到家长在无尽的懊悔中哭泣，令人深思；作为医务人员，可能我们已经习惯了将孩子的烫伤归咎于意外，可这样的意外也使我们感到痛心和无奈。居安思危，防患于未然，是每个睿智的父母避免孩子烫伤的良方，请跟随笔者一起挖掘藏在生活中的隐患，让孩子们远离这些危险，为他们筑起一道安全防火墙。

烫伤事故多发地区——厨房

　　厨房是烫伤的重灾区，最好让孩子远离厨房，将其设置为禁区也不为过。特别要注意的是，不要抱着孩子一起做饭，以免热液和热油溅到孩子身上；不要把锅单独留在煤气上，离开时把锅的柄转向内侧，以免孩子够到把手，离开时一定要记住关闭煤气；端着热饮、热汤时，提前留意孩子的位置，以免孩子的突然"驾到"，措手不及将热液溅洒到孩子；热饮、热汤要放在孩子接触不到的地方，并且保证放置热饮、热汤的稳固性，以免孩子摇晃导致热液倾倒到孩子身上；桌上撤去桌布，避免因抢拉桌布时造成打翻热液、热油等造成烫伤。厨房电线不要外露到台面外，避免拉扯。不宜用微波炉加热各类奶瓶，以免灼热的奶液溅到孩子稚嫩的脸上，引起烫伤；任何需要孩子入口的热饮，一定要先测试温度，可以选用将液体滴到手腕处，也可以选用专用的温度计。火柴、照明灯以及化学物品均应收藏于孩子不易拿到的地方。

洗澡时最易发生事故——卫生间

　　热水器事先调好设定温度，并且保证不使用时将其关闭。给孩子洗澡，记得一定要先放冷水，再放热水，一般洗澡的水温为 39～41℃。放热水时不要让孩子在身边玩耍，也不应中途离开（如接电话等）。洗澡中不要直接用淋蓬头对着孩子冲洗，要事先自己试试温度，再给孩子冲洗。

电器设备烫伤事故的高发区——客厅、卧室、厨房

　　冬天取暖设备一定要放在孩子无法触碰到的位置，暖风机、热油汀在不使用

后关闭电源，它的风口还是会很烫，仍要看好孩子使其无法触碰；爸爸妈妈想给孩子暖被窝的话，事先将热水袋放一段时间，宝宝进入被窝时拿掉。要给孩子用质量过关的热水袋，那些充电用的热水袋容易炸裂，最好不要给孩子使用。电热毯这个取暖设备就不要给孩子使用了，孩子尿床容易漏电。家里所有插座电线用安全锁锁起来，以免孩子将手指伸到插孔中。热水瓶收藏在橱柜内或孩子接触不到的地方；使用电热水瓶或气压式热水瓶的家庭使用后将出水口锁闭；使用饮水机的家庭在饮水机热水的出水口加装保护装置，以免孩子自行打开而造成烫伤。

在家中不要将化学物品装在可乐瓶等饮料瓶中，以免孩子误食，造成口腔和食道灼伤。孩子成年前都不要将孩子单独留在家中。对一些厨房、卧室、客厅无明显区分的家庭，尤其应看护好孩子，让孩子远离热源、电源等危险环境。

在室外

夏天，减少烈日下暴露的时间，防止皮肤的晒伤。外出玩耍时远离高压电、变电房、高速运转的机器等危险地带。不要单独燃放烟花爆竹。带孩子外出吃饭，要将孩子放置在内侧位置，并且阻止孩子在公共场所追打嬉闹，避免服务员上菜时不慎将饭菜倾倒在孩子身上。

在学校

教会孩子吃饭时不要嬉戏打闹，以免打翻热饮热汤，不仅伤己，还可能伤及其他人。学校老师在进行各类实验课时要注意安全，并教导孩子不要把剩余的实验材料带到家里进行实验，以免造成不良后果。

孩子就像童话里的天使，来到了爸爸妈妈身边，他们给爸爸妈妈带来了无限的美好，可他们对这个未知的世界充满着好奇，危险来临也浑然不知，所以请爸爸妈妈从点滴做起，为孩子们筑起坚固的防火墙，不让孩子们那清澈的眼睛里流出因烫伤带来伤痛的痛苦泪水，为孩子们保驾护航。笔者所在的瑞金医院烧伤整形科自 2006 年起每年至附近的社区、学校进行小儿烧伤预防知识的宣教，也为瑞金医院产科门诊的孕妇进行相关宣教。旨在通过我们的努力，切实降低小儿烧伤的发病率。

祝愿天底下所有的孩子都能健康快乐！

（张　寅　汪雯靓）

—— 专家简介 ——

张　寅

张寅，副主任护师，上海交通大学医学院附属瑞金医院护理督导，国际烧伤学会护理委员，上海市护理学会第十一届理事会灾害专业委员会副主任委员，中华医学会老年医学分会、创伤学分会护理专业委员会副主任委员。《中华烧伤杂志》通讯编委，《中华损伤与修复杂志》特约编委。擅长危重烧伤的护理及护理管理。

八、小儿烫伤（瘢痕）手术到底做不做

儿童或婴、幼儿烫伤（瘢痕）面临手术选择，到底如何决定？这是困扰很多患儿家长的问题。孩子年龄小，手术存在一定的风险；儿童大脑发育不完全，麻醉是否会对其造成影响；这些也是很多家长会反复询问和纠结的问题。

尽管新的、不良反应小的麻醉药物不断出现，其安全性也获得大量动物实验和临床研究的证实，但这些麻醉药物对大脑发育尚未完全的儿童的影响，目前仍未获肯定结论。

近期国外的一些研究发现，麻醉药物会对实验鼠的大脑造成一定影响，对四岁以前小儿，可能会对他们的语言、认知、记忆等功能造成一定影响。尤其是反复多次、长时间麻醉，影响会更大。这是否意味着小儿烫伤就不能手术？对于这个问题我的看法如下。

（1）该做的手术还是要做，但可以通过寻找有烫伤救治经验的医院或医生，通过缩短单次手术时间、避免反复多次手术等措施，将麻醉的风险和麻醉药物对孩子的影响降到最低。

必须做的手术有：①广泛深度伤（烫伤）创面，不手术可能会危及患儿生命；②深度伤（烫伤）创面，估计换药时间很长（比如超过一个月或更久）。长期换药过程对患儿来说非常痛苦，在换药过程以及后续的病程中也会形成比较严重的瘢痕，给康复治疗带来很多困难。有的孩子的创面已形成大范围的肉芽组织，家长还因心疼孩子而坚持不做手术，其实反而是害了孩子；③严重瘢痕挛缩，影响到患儿肢体功能或生长发育，那即使孩子年龄较小或瘢痕尚未完全成熟，也要考虑及早手术。

（2）儿童创面生长能力强，深度创面往往也能通过换药愈合。有些范围不太大、创面上又有较多上皮岛的烧（烫）伤创面，可以考虑暂不做手术，等待创面愈合后给予积极抗瘢痕治疗，或者等孩子大一些（比如三四岁之后）再做瘢痕整复手术。

（3）有些瘢痕未对孩子生长发育造成明显影响，可以等到孩子大一些再做整复手术。

当然具体决定手术与否还是要和孩子的经治医生商量，相信医生会基于孩子的情况做出最好的决定。

（刘　琰）

—— 专家简介 ——

刘　琰

刘琰，主任医师，医学博士，博士研究生导师，上海交通大学医学院附属瑞金医院烧伤整形科副主任，上海烧伤研究所副所长，国家卫生应急处置指导专家烧伤专业组专家。主编专著《烧伤创面修复》（第二版）、《烧伤感染》。中国康复医学会烧伤治疗与康复学专业委员会常务委员，中国非公立医疗机构协会损伤与修复专业委员会副主任委员，中国研究型医院学会创面防治与损伤组织修复专业委员会副主任委员，上海市医学会烧伤外科专科分会委员。

九、低温烫伤的防治

冬天来了，随着气温骤降，晚上钻进冷冰冰的被窝里也是一件痛苦的事情。于是，各种取暖用品逐渐走俏。张小姐也从网上购买了一个电热饼，晚上通电加热后装进绒布外套中放进被窝暖脚。某个周末，她上网到深夜才昏昏入睡，一直到次日中午才醒。在穿衣起床时发现脚踝处起了一个水疱。难道是被电热饼烫伤了？当到烧伤科得到确诊时，她感到十分惊讶：昨晚明明试过温度，并不十分烫手，而且还放进绒布套里了，怎么还会烫伤呢？

其实这就是所谓的"低温烫伤"。近年来，各种新潮的取暖设备层出不穷，如各种电热饼、"暖宝宝"、USB 取暖等设备。这些取暖设备体积小巧、使用便捷，但是如果使用不当也可以造成烫伤。低温烫伤就是需要特别注意的一种情况。低温烫伤一般指长时间接触中等温度的热源，造成皮肤的损伤。有研究证明，对人体皮肤造成烫伤的最低温度是 44℃。随着温度的升高，损伤也相应加重。低温烧伤热源温度虽然不是很高，但如果接触时间长，热能可以从表层向深部组织传导，造成皮肤真皮深层甚至皮下深部组织的损害。

被低温烫伤一般多见于婴幼儿和老年人，他们往往表达能力欠缺。糖尿病患者由于皮肤感觉异常，对热刺激反应敏感性低，也容易烫伤。另外过度饮酒、劳累过度时也容易被低温烫伤。

低温烫伤的面积通常比较小，一般呈圆形或椭圆形，常位于足跟、足底、胫前、臀部等，外观往往只是一个小水疱，容易被忽视。但千万别小看这个小水疱，虽然病变比较局限，但是损伤深度常常深达真皮深层甚至全层皮肤坏死，即临床诊断的深Ⅱ度或Ⅲ度烫伤。胫前、足跟等部位皮下组织较为菲薄，烫伤严重时可深达骨质，造成伤口经久不愈。

　　长时间使用取暖设备后发现皮肤发红、肿胀、脱皮或出现水疱等现象即意味着发生了低温烫伤。在这种情况下,冷疗是现场处理最有效的方法:用冷水对创面进行淋洗、冷敷或用包裹冰块的毛巾等冷敷。冷疗能使创面迅速降温、减少热力对组织的继续损伤,减少创面渗出和水肿,同时还能减轻疼痛。冷疗开始的时间越早越好,持续时间最好达到 20 分钟以上,直至创面不感疼痛或疼痛显著减轻为止。如果局部有水疱形成或者表皮破溃了,就需要去烧伤专科医院进一步治疗。就诊途中可以用清洁的被单或毛巾外裹创面。切忌涂抹有颜色的药物,如红汞、紫药水等,以免影响对创面深度的判断;慎用油膏,以免清创困难,同时也不利于热量的散发。更不要涂酱油、老鼠油等所谓的土方,不仅对创面毫无益处,更容易导致感染。低温烫伤虽然面积小,但深度较深,换药治疗时间长,有时候甚至需要手术治疗,而且愈合后常遗留不同程度的瘢痕。目前对瘢痕增生尚无特效的药物,因此正确的伤后处理,及时接受专科治疗是改善预后的关键。

　　低温烫伤的预防十分重要。使用取暖设备时,应该对其温度范围有所了解,并且采取一定的防护措施。对于婴幼儿、高龄人群、生活不能自理以及感觉功能障碍者在应用取暖设备时应格外警惕,避免将取暖设备长时间接触皮肤及放在某一部位。皮肤和热源之间采取一定的隔离手段,比如厚一点的毛巾等,而且要确保妥善包裹取暖设备,以免在睡梦中包裹物脱落而烫伤。合并糖尿病和局部血液循环障碍者要尽量避免使用皮肤接触类的取暖物品,即使使用更要随时注意皮肤情况,以免烫伤。

特别提醒

　　低温烫伤在冬季并非罕见,而且常不引起重视,但其治疗并不容易,因此会给患者带来较大的烦恼。人们应当提高重视,尽量避免低温烫伤的产生,一旦发生应立即就医,避免创面加重导致严重后果。

(王志勇)

── 专家简介 ──

王志勇

王志勇,上海市交通大学医学院附属瑞金医院烧伤整形科副主任医师,硕士研究生导师。上海市医学会烧伤外科专科分会委员及创伤专科分会委员。主要研究方向为烧伤创面愈合及烧伤瘢痕防治。主持完成 1 项国家自然科学基金项目,曾参与获得上海市科技进步奖二等奖。

十、点阵激光与瘢痕治疗

点阵激光是指激光光束(光点)的直径小于 500 微米,并且激光光束有规则地排列成点阵状的激光器工作模式。超脉冲剥脱性二氧化碳点阵激光可以将组织中的水瞬间被加热到 100℃以上,汽化表皮及不同深度的真皮或瘢痕,使皮肤组织产生汽化坑。点阵激光峰值能量大、汽化组织精确、对周围组织损伤轻,一般 3～5 天创面即可愈合。同时发生色素沉着或减退等并发症的可能性较小,改善了非点阵模式下激光治疗不良反应较大(瘢痕、红斑、恢复时间长等)和疗效不明显等不足。

点阵模式、密度以及微孔的大小和深度直接影响治疗结果。如何控制点阵模式以达到最佳治疗效果是点阵激光技术的重要发展方向。最新的点阵输出技术采用电脑智能激光扫描技术,医生可直接控制点阵激光输出模式,使点阵激光治疗更加适合患者的需要,造成真正微创、可控的损伤。

二氧化碳点阵激光为气体激光器,作用原理是"局灶性光热作用",通过点阵激光产生阵列样排列的微小光束,作用于皮肤后形成多个三维立体柱形结构的微小热损伤区,每个微小损伤区周围都有未损伤的正常组织,其上的表皮角质细胞可以迅速爬行,使创面很快愈合。也可使胶原纤维和弹力纤维增生、重新排列,使Ⅰ、Ⅲ型胶原纤维含量接近正常比例,病理性瘢痕组织结构发生改变,逐渐软化并恢复弹性。点阵激光主要吸收基团是水,而水恰恰是皮肤的主要成分,可使真皮胶原纤维被加热出现收缩变性,并诱发真皮内的创伤愈合反应,产生的胶原蛋白有序沉积,从而提高皮肤弹性、减少瘢痕。

二氧化碳点阵激光不同于普通二氧化碳激光,其采用高峰值短脉冲技术,能使激光在整个超短脉冲期保持高峰值能量,可在瞬间准确地汽化靶组织,且其作用于靶组织的时间短于向周围组织的热扩散时间。因此,可最大限度地减少组织的热损伤,虽然在瘢痕上形成多个柱形结构的微损伤区,但因保留了一部分正常的瘢痕组织,会因损伤而启动了皮肤自身修复重建的程序,因此,点阵激光适合于各期表浅瘢痕、增生性瘢痕及轻度挛缩性瘢痕的治疗。

传统观念认为手术治疗瘢痕的时机应选择在伤后 6 个月至 1 年瘢痕成熟稳定期,原因是瘢痕组织成熟稳定后其界限清楚、血供减少及手术切除出血少,在此之前多采用非手术的抗"瘢"手段"治疗"瘢痕（预防瘢痕增生），如弹力敷料加压包扎减少瘢痕组织的血供、类固醇类激素瘢痕内注射促进瘢痕胶原降解、硅凝胶产品及药物外用等，但得到的结果往往令人失望。超脉冲二氧化碳点阵激光技术的进展以开始把激光治疗瘢痕的时间提前到伤口拆线后1周或术后1个月进行，这时创面已愈合，处于瘢痕增生的早期，可采用剥脱性点阵激光导入曲安奈德等药物，治疗更加安全有效，效果更好，大大减少后续手术切除瘢痕的可能性。

点阵激光微创治疗烧烫伤瘢痕与手术切除瘢痕相比有一定优势。对于小面积的烧烫伤瘢痕而言，点阵激光治疗瘢痕在门诊即可接受治疗，一般几分钟到十几分钟即可操作完毕；恢复期短，2～4天创面即可恢复，不会影响正常工作和生活。大面积瘢痕患者可供使用的自体皮肤非常少，常面临无皮可取的境遇，同时取皮区也可再次生长瘢痕。点阵激光治疗大面积瘢痕不需要取皮，减少手术痛苦，缩短手术及住院时间，并能够迅速缓解疼痛和瘙痒症状，3个月做一次治疗，坚持1年以上，可以明显改善外观。

点阵激光治疗可以改善烧伤、创伤导致的瘢痕的疼痛，一般治疗后1～2天瘙痒、疼痛症状即可改善。点阵激光还能够治疗剖宫产手术后的瘢痕。剖宫产手术后的瘢痕本质上是创伤（手术切开）导致的瘢痕，大约在手术刀口结疤2～3周后，瘢痕开始增生，此时局部发红、发紫、变硬，并突出皮肤表面。持续3个月至1年，瘢痕增生可能逐渐停止，瘢痕也可能逐渐变平变软，颜色变成暗褐色。瘢痕增生的同时就会出现痛痒，特别是在大量出汗或天气变化时，常常刺痒得非要抓破见血才肯罢休的程度。早期应用点阵激光治疗可以抑制剖宫产手术后瘢痕的增生，快速抑制瘢痕增生导致的瘙痒、疼痛，一般治疗后1～2天瘙痒、疼痛症状即可改善。一般3个月治疗一次，4次为一疗程，坚持治疗一疗程以上，瘢痕的外观会有明显改善。

点阵激光还可以治疗常规手段无法改善的烧烫伤后的色素沉着。一些表浅的烧烫伤后的瘢痕主要表现为色素沉着，包括痤疮遗留的凹陷性瘢痕色素沉着和外伤、烧烫伤所致的表浅瘢痕色素沉着，以及手术植皮周围瘢痕和植皮局部色素沉着等。这些症状是外科手术所无法解决的。二氧化碳点阵激光利用局灶性光热作用原理将含有噬黑素细胞的瘢痕组织气化，最终达到皮表重建和改善局部色素异常的目的，总有效率可以达到77％～100％。术后注意防晒，使用氢醌乳膏等药物辅助治疗，可促进疗效，减少反弹复发。

妊娠纹是很多准妈妈和产后妈妈的烦恼。妊娠纹一般出现在孕妇的脐下、耻骨部位，是一些淡红色或紫色不规则的裂纹。这些斑纹在生产后会逐渐萎缩，成为银白色,最终皮肤变得松弛。点阵激光通过刺激皮肤组织,使受损皮肤产生新的胶原蛋白,并且重新排列,使皮肤恢复嫩滑的状态。经过几个疗程的治疗后,能使妊娠纹的颜色变浅、宽度明显地变窄。

　　点阵激光适合大部分瘢痕患者,但也有极少数人群不可以使用,包括：精神病患者,活动期白癜风和银屑病,系统性红斑狼疮,妊娠期或哺乳期,光过敏者,在过去 1 年中服用异维 A 酸,处于单纯疱疹病毒发作或复发期,3 个月内做过其他激光治疗,要向医生如实汇报,医生会评价能否接受新的激光治疗。

（吕开阳）

—— 专家简介 ——

吕开阳

　　吕开阳,海军军医大学附属长海医院烧伤外科副教授、副主任医师。入选上海市青年科技启明星计划、海军军医大学"5511"优秀青年人才库。擅长超脉冲二氧化碳点阵激光微创治疗烧创伤瘢痕和各类创面、儿童烧伤微创治疗。中国整形美容协会瘢痕医学分会委员,第八届海军医学科学委员会烧伤专业委员会委员,中国老年医学学会烧创伤分会青年委员,上海市中西医结合学会创伤医学专业委员会青年委员。

CHAPTER TWO

问名医

基础篇

1. 正常的皮肤结构是怎样的

皮肤由外到内依次由表皮、真皮和皮下组织构成，并含有毛囊、汗腺、皮脂腺、指甲、趾甲等附属器官。

表皮主要由表皮细胞构成。最内层的表皮细胞具有活跃的增生能力，每天不断地产生新的表皮细胞，不断向外推移、慢慢死亡并发生角化后脱落，形成最外层的角质层。这种不断的新生-外移-脱落就是表皮新陈代谢的过程，一般需要 28 天。角质层虽然只有约 0.02 毫米厚，却能防止体内营养物质、水分的丧失并防止细菌和有害物质的入侵，具有很好的屏障作用。如角质层过厚，皮肤将变得粗糙；相反如果角质层过薄，皮肤过于娇嫩而易受损害。表皮中还有一层色素细胞，具有决定皮肤颜色并过滤紫外线的作用。

真皮层比表皮层厚很多，结构也更复杂。主要由成纤维细胞及其分泌的胶原纤维、弹性纤维所构成。胶原纤维和弹性纤维交叉形成一张弹性网，其结构如同沙发床垫，能保持皮肤的机械功能，使之具有一定的强度、弹性和韧性。随着年龄的增加，或者受到紫外线照射和氧化等伤害，胶原纤维和弹性纤维受损、硬化、断裂，真皮层网状结构变得疏松，皮肤表面就会出现皱纹和松弛。真皮层内还有丰富的血管和神经分布，以及毛囊、汗腺、皮脂腺等皮肤附属器官。

皮下组织又称脂肪层或浅筋膜层，含大量的脂肪细胞。厚厚的脂肪层遇到外力可以变形，以缓冲外力冲击。另外，脂肪是热的不良导体，具有很好的保持体温的作用。

（王光毅）

2. 烧伤面积是怎么估算的

烧伤面积是指皮肤受火焰烧灼、热水烫、化学物品及放射性物质侵害的创伤面积，与烧伤深度一起构成了判断烧伤严重程度的基础。依据实际测量来确定创面面积的方法虽然精确可靠，却难以适应临床诊治需求。而使用估算的方法来判断烧伤面积，不仅简单实用，而且基本上能够适应和满足临床诊疗的需要。估算方法有很多，简单划分为区域估计法(以中国九分法为代表)和手掌估计法两类。目前比较通用的是以烧伤皮肤面积占全身体表面积的百分数来计算。

中国九分法(如表1所示)：在100％的体表总面积中头颈部占9％(头部、面部、颈部各占3％)；双上肢占18％(双上臂7％，双前臂6％，双手5％)；躯干前后(含会阴)占27％(前躯13％，后躯13％，会阴1％)；双下肢(含臀部)占46％(双臀5％，双大腿21％，双小腿13％，双足7％)。注意：①小儿头面部占体表面积大，下肢(含臀部)占体表面积较小，并随年龄而变化。故以12岁作为分界线，计算时相应加减年龄因素。12岁以下小儿头面颈部完全烧伤面积＝9＋(12－年龄)，12岁以下小儿下肢(含臀部)烧伤面积＝46－(12－年龄)。②男女有别(女性双足和双臀各占6％)。

手掌估计法：以患者本人手掌面积为体表总面积的1％，以此计算小面积烧伤；大面积烧伤时用100减去用患者手掌测量的未伤皮肤，以此计算烧伤面积。两种方法各有其特点，临床工作中常搭配使用。

● 表1　中国九分法

部位		占成人体表％	占儿童体表％
头面部	发部	3	
	面部	3　　9	9＋(12－年龄)
	颈部	3	
双上肢	双手	5	
	双前臂	6　　9×2	9×2
	双上臂	7	
躯干	躯干前	13	
	躯干后	13　　9×3	9×3
	会阴	1	
双下肢	双臀	5	
	双大腿	21	
	双小腿	13　　9×5＋1	9×5＋1－(12－年龄)
	双足	7	

(唐洪泰)

唐洪泰，中国人民解放军烧伤研究所副所长，主任医师，教授，博士研究生导师。中华医学会烧伤外科学分会常务委员兼副秘书长，上海市医学会烧伤外科专科分会副主任委员，上海市中西医结合学会创伤医学专业委员会副主任委员。

3. 烧伤深度怎么划分

烧伤深度的估计有助于预估病情的发展，明确创面局部处理的总体治疗方向、处理步骤和治疗方法。估计烧伤深度的方法很多，以三度四分法最为通用，近年来随着烧伤学科的发展，在三度四分法的基础上又提出来更适应烧伤诊治的四度五分法（主要区别是将原来的三度分为三度和四度）。以四度五分法为例：将烧伤分为Ⅰ度、浅Ⅱ度、深Ⅱ度、Ⅲ度和Ⅳ度。

Ⅰ度烧伤：一般为表皮角质层、透明层、颗粒层的损伤。因生发层健在，故再生能力活跃。常在短期内（3～5天）脱屑痊愈，不遗留瘢痕。

浅Ⅱ度烧伤：包括整个表皮，直到生发层，或真皮乳头层的损伤。上皮的再生依赖于残存的生发层及皮肤的附件，如汗腺管及毛囊等上皮的增殖。如无继发感染，一般经过1～2周后愈合，不遗留瘢痕。有时有较长时间的色素改变。

深Ⅱ度烧伤：包括乳头层以下的真皮损伤，但仍残留有部分真皮。由于有真皮残存，一般不必植皮，创面可自行愈合。愈合后多遗留瘢痕。如无感染，愈合时间一般需3～4周。如发生感染，不仅愈合时间延长，严重时可将皮肤附件或上皮小岛破坏，创面需植皮才能愈合。

Ⅲ度烧伤：系全层皮肤的损伤，表皮、真皮及其附件全部被毁，大部分创面需植皮愈合。

Ⅳ度烧伤：深达肌肉甚至骨骼、内脏器官等。早期，深在的Ⅳ度损伤往往被烧损而未脱落的皮肤遮盖，临床上不易鉴别。由于皮肤及其附件全部被毁，创面上皮已无法再生，创面修复必须依赖于植皮及皮瓣移植，严重者需行截肢术。

（唐洪泰）

4. 什么是浅度烧伤

临床上将Ⅰ度和浅Ⅱ度称为浅度烧伤。

Ⅰ度烧伤主要损伤表皮的角质层，亦可波及透明层和颗粒层，生发层健在，因此再生能力活跃。部分上皮细胞变性但未坏死，可恢复原有功能。临床表现为皮肤色红，有轻度肿胀和疼痛，无渗出及水疱。一般1周左右开始愈合，不遗留瘢痕。有时有轻度色素改变，在短期内即可恢复正常肤色。

浅Ⅱ度烧伤累及表皮全层和真皮浅层，其特征是局部肿胀明显，渗液多，大量渗出液积聚于表皮和真皮之间，形成大小不等的水疱。水疱破裂后可见红润潮湿的创面，疼痛感较强。如处理得当，无继发感染，一般伤后14天可愈合，不留瘢痕。由于色素细胞的破坏，有时有肤色的改变。

（方　勇）

—— 专家简介 ——

方　勇

方勇，医学博士，主任医师，教授，博士研究生导师，上海交通大学医学院创伤研究所所长。中华医学会烧伤外科分会委员，上海市医学会烧伤外科专科分会副主任委员，上海市医学会整形外科专科分会委员，上海市医师协会烧伤科医师分会副会长。

5. 什么是深度烧伤

深度烧伤包括深Ⅱ度和Ⅲ度烧伤。

深Ⅱ度烧伤损伤已达真皮深层，但残留有皮肤附件。其特征是局部肿胀，表皮呈暗红色，间或有较小的水疱。表皮剥脱后，可见基底部呈苍白色，或红白相间，部分创面可见栓塞的真皮内血管网，痛感较弱。愈合时间一般需要3～4周，需植皮才能愈合，常有瘢痕形成。

Ⅲ度烧伤累及皮肤全层及皮下组织、肌肉及骨骼等。创面表现可为苍白、焦黄或焦黑色，皮肤失去弹性，触之坚硬如皮革，创面干燥无渗液，透过焦痂常可见粗大树枝状皮下血管栓塞，无痛感。愈后遗留严重的瘢痕。

（方　勇）

6.　影响烧伤预后的主要因素有哪些

影响烧伤预后的主要因素有如下几方面。

（1）烧伤严重程度：如烧伤面积、烧伤深度、合并伤及伤前疾病、年龄因素等。

轻度烧伤：Ⅱ度烧伤面积在 10％（小儿在 5％）以下，未见Ⅲ度烧伤。

中度烧伤：Ⅱ度烧伤面积在 11％～30％（小儿 6％～15％）；或Ⅲ度烧伤面积在 10％（小儿 5％）以下。

重度烧伤：总面积在 31％～50％；或Ⅲ度烧伤面积在 11％～20％（小儿总面积在 16％～25％或Ⅲ度烧伤在 6％～10％）；即便烧伤面积未达上述标准，但已发生休克、严重呼吸道烧伤或合并其他严重创伤或化学中毒者。

特重烧伤：总面积在 51％以上；或Ⅲ度烧伤面积在 21％以上（小儿总面积 25％以上或Ⅲ度烧伤面积在 10％以上）；或已发生严重并发症者及脏器功能障碍者均列为特重烧伤。

（2）合并伤如吸入性损伤及其他外伤。

（3）伤前疾病：糖尿病等内分泌疾病、影响心功能障碍性疾病、影响呼吸功能疾病及肝肾或中枢神经系统伤前疾病。

（4）年龄：患者年龄也是导致失败的重要原因如小儿小于 3 岁，成人年龄超过 65 岁都可能导致救治失败率增高。

（张　勤）

7.　生长因子有什么作用

生长因子是一类通过与特异的、高亲和的细胞膜受体结合，调节细胞生长与其他细胞功能等多效应的多肽类物质。生长因子有多种，如血小板来源生长因子（PDGF）；表皮生长因子（EGF）、转化生长因子（TGF－β）、成纤维细胞生长因子（a－FGF、b－FGF）等。

在分泌特点上，生长因子主要通过自分泌和旁分泌方式分泌，对分泌细胞的自身或邻近细胞发挥作用，难以像激素那样被稳定地运送到远处发挥功能。

生长因子在烧伤创面修复及功能重建中具有重要的作用，调节着创伤修复的各个阶段。如 a－FGF 能促进新生血管的形成及成纤维细胞的增生，促进肉芽组织的形成，有助于创面愈合；EGF 可加速表皮细胞和成纤维细胞的分裂增殖，刺激成纤维细胞分泌胶原纤维；从而提高皮肤创面的愈合率和伤口愈合后的张力；PDGF 可刺激内皮细胞的增殖和迁移，提高微血管的通透性，诱导间质胶原酶的表达及促进巨噬细胞的迁移；TGF - β 促进伤口中肉芽组织的形成和胶原的积聚，以帮助伤口愈合。

（倪　涛）

—— 专家简介 ——

倪　涛

倪涛，医学博士，上海交通大学医学院附属第九人民医院烧伤整形科副主任医师，硕士研究生导师。中华医学会烧伤外科学分会临床学组委员，上海市医学会烧伤外科专科分会委员。

8. 生长因子一定要冷藏保存吗

生长因子是一类通过与特异的、高亲和的细胞膜受体结合，调节细胞生长与其他细胞功能等多效应的活性蛋白质或多肽类物质。

为了保持生长因子的活性，原则上建议在 2～8℃ 的冷柜中避光、密封保存，可使用相对较长的一段时间。如无冰箱保存生长因子，应将其搁置于阴凉处，短时间内尽快使用，否则容易因蛋白质分子受热变性而失去活性。

（倪　涛）

9. 生长激素的生理作用有哪些

生长激素是由垂体前叶分泌的蛋白质多肽，顾名思义，是人体生长发育过程中的重要激素，其主要作用是促进人体蛋白质合成和物质代谢，人在幼年时，如果生长激素分泌不足会导致生长发育迟缓。生长激素还参与人体创伤后的应激反应，促进创伤应激后的蛋白质合成，维持正氮平衡，改善严重烧创伤后高分解代谢所引起的低蛋白血症、消瘦、免疫力低下、创面愈合延迟等症状。

目前临床上使用的重组人生长激素（rhGH）是通过利用基因工程技术克隆人生长激素基因在体外进行表达而获得的，其结构与活性和垂体产生的生长激素大致相同，用于改善严重烧伤患者的高代谢状态、提高患者抗感染能力、改善有些患者的食欲及精神状态，有利于病情康复及创面愈合。重症烧伤患者在应用生长激素过程中可能引起高血糖和水钠潴留等症状，这与生长激素的使用剂量和时间长短有关。

（牛轶雯）

—— 专家简介 ——
牛轶雯

牛轶雯，上海交通大学医学院附属瑞金医院烧伤整形科副主任医师，上海市烧伤研究所副所长，硕士研究生导师。从事烧伤外科临床和研究工作二十余年，在创面愈合领域积累了丰富的临床和科研经验。

10. 什么是光敏性食物

一般情况下，阳光暴晒数小时至十余小时后，暴露部位可能出现日光性皮炎，即边界清楚的、鲜红色的红斑，严重者出现水疱、糜烂，然后红斑颜色见变暗、脱屑，留有色素沉着或减退。日晒部位往往有烧灼感或刺痛感。个别日晒面积较大的，可引起全身症状，如发热、畏寒、头痛、乏力、恶心和全身不适等，甚或心悸、谵妄或休克。

有一部分人，由于体质上的差异，吃了某些食物后，接受一定量的日照后也会出现日光性皮炎，这类食物称之为光敏性食物。

光敏性食物存在于蔬菜、水果和药物中。常见的有雪菜、莴苣、茴香、苋菜、荠菜、芹菜、萝卜叶、菠菜、荞麦、香菜、红花草、油菜、芥菜、无花果、柑橘、柠檬、芒果、菠萝、白芷、荆芥、防风、沙参、磺胺类药、阿司匹林、水杨酸钠、四环素、氯苯那敏(扑尔敏)、氯氮䓬(利眠宁)、口服避孕药、雌激素等。最典型的光敏性食物是灰菜，但目前已经比较少见。此外，还有外源性光敏物质，包括皮肤日常使用的化妆品、清洁剂中的香料、防腐剂、苯胺及苯胺类衍生物、染料等。

日光性皮炎愈后会留有色素沉着斑，这是因为长时间接触到紫外线的强烈照射后，会使黑色素细胞活力增加，进而导致皮肤被晒黑或晒伤。而光敏性食物含有呋喃香豆素，会增加人体皮肤的光敏性，产生光敏反应，同样导致黑色素细胞活力增加，造成色素沉着。

综上所述，光敏性食物是否发生光敏反应，取决于三个条件，即光、敏感体质和光敏性食物。当过敏体质，摄入较多光敏性食物，跑到户外接触高温和强烈紫外线照射，就产生日光性皮炎，缺少任何一个条件都不会发生光敏反应。

（郑捷新）

—— 专家简介 ——

郑捷新

郑捷新，上海交通大学医学院附属瑞金医院烧伤整形科副主任医师，上海市医学会烧伤外科专科分会委员。长期从事烧伤和整形临床工作，擅长瘢痕整复和慢性创面的外科手术治疗，对大面积烧伤后的瘢痕整复和瘢痕皮片的应用有独到之处。

11. 皮肤可以捐献吗

大面积深度烧伤后损坏的皮肤组织不仅丧失了正常皮肤的屏障功能，而且是细菌的良好培养基，还可诱导人体产生许多生物活性物质引起全身性炎症反应。早期通过切削痂手术，去除坏死皮肤和皮下组织是大面积烧伤患者救治成功的关键之一。切削痂手术后创面暴露，可导致创面加深、感染、水电解质紊乱、高代谢等问题，故必须以创面覆盖物来覆盖。大面积深度烧伤自体皮源缺乏，不能靠残余的自体皮肤一次性覆盖所有暴露创面，需要采用其他类型的创面覆盖物。异体皮（人皮肤）和异种皮（动物皮肤，如猪皮）是目前常用的覆盖创面的敷料，而异体皮主要来源于志愿者捐献的皮肤。

尸体皮捐献时，皮肤采集采用严格的外科手术标准，手术完毕后包扎创面，没有任何裸露创面，整个过程医护人员会绝对尊重遗体、遗容，基本恢复捐献之前的原貌。

捐献角膜可以给一位失明者带来光明，捐献皮肤可以挽救一位严重烧伤患者的生命。

（章　雄）

12. 上海专业治疗烧伤的医院有哪些

上海专业治疗烧伤的医院有：上海交通大学医学院附属瑞金医院，海军军医大学附属长海医院,上海交通大学医学院附属第九人民医院(北院),复旦大学附属金山医院,武警上海市总队医院,上海中医药大学附属第七人民医院,上海电力医院,解放军第八五医院,中国人民解放军第四一一医院,上海市公安消防总队职工医院,上海市化工职业病防治院,上海中冶职工医院等。

(章　雄)

13. 什么是新型创面敷料

在烧伤等创面治疗过程中,医生经常会推荐患者应用一些创面敷料。那么什么是新型创面敷料? 对治疗又有什么作用呢?

创面敷料是伤口处理不可缺少的重要环节。普通百姓熟悉的天然纱布、棉垫、合成纤维等均属于"传统敷料",其作用主要是被动覆盖伤口和吸收渗出物,对创面提供有限的保护作用。传统敷料的吸收性有限、容易造成伤口干燥而使创面细胞脱水、局部粘连结痂妨碍上皮形成、更换敷料比较频繁增加患者痛苦。20 世纪 50 年代后研究发现,在应用敷料形成的湿润环境中,伤口愈合的比暴露在空气中"自然干燥"要快。从 20 世纪 70 年代开始,各种类型的先进敷料不断产生。

目前新型创面敷料的种类很多,有泡沫敷料、水凝胶、水胶体敷料、藻酸盐敷料、银离子敷料等。这些新型敷料或者与伤口存在多种形式的相互作用,如吸收渗液、允许气体交换、防止微生物侵入;或者本身具有一定的杀菌作用,能更好地促进创面愈合。比如泡沫敷料,其主要成分多为亲水性聚亚安酯聚合物,能吸收大量渗出液并具有较强的缓冲外界压力的功能,主要应用于渗出液较多的伤口、Ⅱ～Ⅲ度压疮、下肢血管病变引起的溃疡。水胶体敷料主要由羧甲基纤维素、明胶等组成,有自溶性清创作用,去除敷料时不损伤创面,大大降低换药时疼痛,可用于渗出少至中等量的伤口、供皮创面、Ⅰ～Ⅱ度压疮等。藻酸盐敷料中的钙离子有促进凝血的作用,同时它也能自身重量 14～20 倍的渗液,因此也适用于大量渗液的伤口和容易渗血的创面。银离子能破坏细菌细胞壁和 DNA,阻止细菌菌落形成,有助于控制局部感染。交互式的敷料内含聚丙烯酸酯,被激活后可以吸附细菌、毒素等坏死物质,能将伤口深部细菌吸收并紧锁在敷料中,减少局部细菌数量和再次污染,在伤口局部起到主动性清创作用。还有些敷料含有生长因子等活性物质,可以称之为生物活性敷料,具有促进创面愈合的作用。

但是，创面愈合的过程十分复杂，没有某种特定的敷料可以一成不变地应用于整个创面愈合过程。患者应当在医生的指导下选择合适的创面敷料，也可以与传统敷料合用，达到最佳且更经济的治疗效果。

（王志勇）

急|救|篇

14. 家庭烧伤怎么急救

烧烫伤是日常生活中常见的意外伤害之一。家庭中遇到烧烫伤后如何在第一时间进行正确的处理呢?

脱离热源和冷疗是最关键的自救措施。火焰烧伤时应迅速脱去着火的衣服或利用水源将火浇灭,勿用手扑打火焰,以免导致手部遭受烧伤。周围环境及身上燃烧时还要避免惊恐性呼救,特别是在密闭的室内,以免热空气吸入导致呼吸道烧伤。开水等热液烫伤时,应立即脱去浸湿的衣服,也可用冷水冲洗湿热衣服降温后再去除,否则衣服上的热力将继续作用于创面,这在冬季小儿烫伤中往往被家长忽视,最后可导致深度烫伤。冷疗是用冷水对创面淋洗、冷敷、浸泡,或用包裹冰块的毛巾等外敷,适用于中小面积烧伤。冷疗不仅能减轻疼痛感,更重要的是使创面表面温度迅速降低,减少热力对皮肤的继续损伤。冷疗简单易行,不受季节限制,即使在冬天也应在脱离热源后立即进行。冷疗开始的时间越早越好,持续时间最好达到 20 分钟以上,直至创面不感疼痛或疼痛显著减轻为止。

经上述初步处理后可用干净的毛巾或衣物覆盖创面,至医院的烧伤专科就诊。就医途中如有条件可继续冷敷。切忌涂抹有颜色的药物,如红汞、紫药水等,以免影响对创面深度的判断;建议患者不要盲目自行购买"烫伤药膏"应用,尤其是油膏类,更不要涂酱油、老鼠油等所谓的土方,不仅对创面毫无益处,更容易导致感染及创面加深。

特|别|提|醒

对于烧烫伤范围较大的患者,或有烟雾吸入、伴有头面部烧烫伤的,有可能危及生命或出现严重并发症,需尽早就医以免意外。

(向　军)

—— 专家简介 ——

向　军

向军,上海交通大学医学院附属瑞金医院烧伤整形科副主任医师,硕士研究生导师。上海市医学会烧伤外科专科分会委员，上海市医师协会烧伤科医师分会委员，《中华烧伤杂志》通讯编委。长期从事烧伤临床的救治和研究工作，发表学术论文十余篇，参与烧伤专著编写。

15. 烧伤后为什么要用冷水冲洗或冷毛巾湿敷

（1）可以迅速降低受伤皮肤表面的温度，阻止热力继续向皮肤深层损害，以减轻烧伤深度。

（2）减轻疼痛。冷水使皮肤温度迅速降至致痛值 43℃ 以下，使之减轻疼痛感觉。

（3）减少因热力持续刺激引起的炎症介质释放，降低血管反应，减少渗出和水肿。

（4）清洁创面，减少污染。

（许　瑾）

—— 专家简介 ——

许　瑾

许瑾，上海交通大学医学院附属同仁医院副主任医师，整形外科硕士。上海市医学会烧伤外科专科分会委员，上海市医师协会烧伤科医师分会委员，中国中西医结合学会瘢痕专业委员会委员。擅长瘢痕畸形修复，各类烧伤、电击伤、慢性骨髓炎等创面缺损治疗，以及体表恶性肿瘤术后根治修复等。

16. 酸烧伤的特点有哪些

常见的酸灼伤大多由硫酸、硝酸、盐酸引起。另外，还可由铬酸、高氯酸、氯磺酸、磷酸等无机酸和乙二酸、冰醋酸等有机酸引起。液态酸引起皮肤灼伤，气态时吸入可造成呼吸道的吸入性损伤。灼伤的程度与皮肤黏膜接触酸的浓度、时间、范围以及伤后是否及时用大量流动清水冲洗有关。有机酸种类繁多，化学性质差异大，但有机酸的致伤作用一般较无机酸弱。一些特殊的酸如氢氟酸、氯乙酸等由于其特殊的致伤中毒机制，小面积灼伤即可能致命，伤后应立即洗消并送医治疗。

（1）临床表现

1）酸灼伤引起的皮肤痂皮边界清楚，色泽不同，是因为各种酸与皮肤蛋白形成不同的蛋白凝固产物所致,如硫酸灼伤一般为深褐色、黑色;硝酸灼伤为黄色黄褐色;盐酸灼伤为淡白色或灰棕色等。

2）酸性化学物质与皮肤接触后,因细胞脱水、蛋白凝固而阻止残余酸向深层组织侵犯,故损伤常不累及深层组织（氢氟酸例外）,形成的Ⅱ度或Ⅲ度痂皮较干燥,不易溶解、脱落。

3）Ⅱ度酸灼伤痂皮的外观、色泽、硬度与Ⅲ度焦痂相类似,临床不易鉴别,一般判断痂皮色浅、柔软者灼伤较浅;痂皮色深、较韧如皮革样、脱水明显而向皮内凹陷者灼伤较深。

4）一些皮下组织较少的部位如手部、胫前、足部等较长时间接触强酸较易形成Ⅲ度灼伤创面。

（2）急救处理

1）迅速脱去或剪去受污染的衣服,创面立即用大量流动清水冲洗,冲洗时间一般为 30 分钟以上。硫酸灼伤强调用大量流动清水快速冲洗,使硫酸稀释时产生的热量得以快速消散,以减少热力对皮肤的损伤。

2）清创,用 1‰新洁尔灭溶液消毒创面,如有水疱则予以剪除,防止酸液残留对深部组织的损伤。

3）头面颈部创面可采取暴露疗法;躯干、四肢创面一般外涂 1％磺胺嘧啶银冷霜,行半暴露或包扎疗法。

4）深度烧伤创面宜早期行切削痂植皮手术。

5）头面颈部化学灼伤时要特别注意眼睛和呼吸道的情况,如同时伴有眼灼伤,则首先应彻底冲洗,再用抗生素眼药水和眼药膏保护,并请专科医生进一步处理。如有酸雾吸入,应注意呼吸道损伤情况和肺水肿的发生,及时处理。如颈部形成环型焦痂,则应早期切开减压,防止局部水肿压迫气道引起的窒息。

（李　卫）

— 专家简介 —

李　卫

李卫,主任医师,医学硕士,硕士研究生导师。复旦大学附属金山医院烧伤整形科主任。中国医师协会烧伤科医师分会委员,上海市医学会烧伤外科专科分会和整形外科专科分会委员。

17. 氢氟酸烧伤的特点有哪些

氢氟酸具有强烈的腐蚀性，氢氟酸烧伤常见于暴露部位，以手指最为多见。氢氟酸除了造成皮肤损伤外，如大量的氟被吸收后可引起全身中毒，甚至死亡。氢氟酸烧伤创面有持续加深的可能，而且小面积高浓度氢氟酸烧伤也可能出现致命性低钙血症，因此要特别强调所有氢氟酸烧伤应及时到烧伤专科救治。

创面特点：烧伤后有迟发性疼痛、渐进性加重的特点。疼痛发生时间主要与氢氟酸的浓度有关，接触较低浓度的氢氟酸（小于 20%）时，局部创面仅有轻微的麻木或刺痛，2～4 小时才开始疼痛；在接触高浓度氢氟酸（大于 50%）后会即刻感到剧痛，呈逐渐加重甚至难以忍受。

氢氟酸烧伤可呈 Ⅱ～Ⅳ 度表现。创面早期表现为红斑，随后转为灰白色水肿，并逐渐液化。指趾部位的白色水肿常演变成大疱，疱壁紧张、厚实，疱液黏稠，呈"脓"样并可带青紫色；其他部位的白色坚实水肿常经软化阶段形成溃疡。高浓度氢氟酸烧伤后，即刻可引起皮肤坏死、逐渐形成黑色厚痂，严重者累及骨骼，引起骨骼坏死。

创面处理和救治要点：立即用大量流动的清水持续冲洗，一般不少于 20 分钟，再用 5%～10% 葡萄糖酸钙浸洗创面。有条件的可使用"六氟灵"专用洗消剂在接触氢氟酸 2 分钟内进行冲洗。有水疱者应及时予剪开引流，同时尽可能彻底清除腐皮（水疱皮），灼伤累及甲床导致甲下积脓者应尽早局麻下拔甲。对严重病例创面下及创缘周围可注射 2.5%～5% 葡萄糖酸钙。如基底已呈棕褐色或黑色，则尽快给予手术切痂治疗。

氢氟酸吸收中毒主要表现为低钙血症，严重者可发生心室纤颤死亡。因此，对于氢氟酸烧伤面积大于 1%、Ⅱ 度以上创面的患者除常规作血清钙测定外，还应在 48 小时内做心电监测，以便及时发现和纠正低钙血症及心律失常。

（王　洁）

— 专家简介 —

王　洁

王洁，医学硕士。上海市化工职业病防治院健康监护中心副主任医师，主要从事各类职业病的诊断和治疗、职业健康监护、化学事故应急救援等工作。

18. 碱烧伤的特点有哪些

常见碱灼伤为苛性碱（氢氧化钠、氢氧化钾）、石灰和氨水等灼伤。氢氧化钠俗称烧碱，为白色不透明固体，易溶于水，与水形成水合物时可产生大量的热量；氢氧化钾为白色半透明晶体，也易溶于水；两者均有较强的吸水性。生石灰即氧化钙，具有强烈的吸水性，与水化合生成氢氧化钙（熟石灰），并放出大量的热。氨为无色、有刺激臭味的气体，易溶于水，形成氢氧化铵，即氨水。

（1）临床表现

1）碱性化学物质与皮肤接触后使局部细胞脱水，皂化脂肪组织，向深层组织侵犯。有时皮肤表现为湿润油腻状，甚至皮纹、毛发均存在，而损伤已超过皮肤全层，故灼伤初期对深度往往估计不足。碱灼伤造成的损害一般比酸灼伤严重。

2）苛性碱灼伤深度，通常都在深Ⅱ度以上，刺痛剧烈，溶解性坏死使创面继续加深，其焦痂一般较软，感染后易发生脓毒症。苛性碱蒸气对眼和上呼吸道刺激强烈，可引起眼和上呼吸道灼伤。

（2）急救处理

1）迅速去除受污染的衣服，创面立即用大量流动清水持续冲洗 30 分钟以上，甚至更长时间。苛性碱灼伤后要求冲洗至创面无滑腻感。在流动清水冲洗前，避免使用中和剂，以防止产生的中和热加重皮肤损伤。完成冲洗后则可考虑用弱酸（如 3％硼酸）适当中和，但应用中和液后，需再用清水冲洗干净。

2）清创，用 1‰新洁尔灭溶液消毒创面，如有水疱则予以剪除，减少残留碱液对深部组织的进一步损伤。有条件时躯干、四肢创面可用异种或异体皮外敷包扎，以减少创面水分丢失及减轻脂肪皂化作用。如条件不容许，则可外涂 1％磺胺嘧啶银冷霜，行半暴露或包扎疗法。

3）碱灼伤后，须适当静脉补液。

4）深度烧伤创面宜早期行切削痂植皮手术。

5）注意全身情况，以及口鼻咽喉等呼吸道灼伤情况，明确有无吸入性损伤，注意观察病情变化，及时进行相应处理。

（李　卫）

19. 磷烧伤创面的特点有哪些

磷主要有三种同素异形体，以黄磷（白磷）毒性最大，30℃即可自燃，磷烧伤一般即指黄磷烧伤。黄磷可经创面吸收引起中毒，导致急性肝、肾功能衰竭，吸入磷蒸气还可造成呼吸道损害。

创面特点：黄磷烧伤是典型的热力与化学物质共同作用的复合烧伤。创面可见黄磷燃烧冒出的烟雾，有蒜样气味，于暗处可见磷光。创面多为Ⅱ～Ⅲ度，可呈棕褐色，疼痛剧烈，组织水肿，有大小不等的水疱形成和坏死，重者形成黑褐色痂皮。

创面处理和救治要点：黄磷对人体的损伤一方面是磷氧化产生的热及自燃时的高温所引起的热力损伤，另一方面，磷对脂质有亲和力，是一种强烈的胞质毒性物质，使创面呈进行性加深，造成肝、肾、肺等重要脏器的损伤和中毒。黄磷烧伤后吸收中毒的主要途径是创面，应尽快去除污染的衣物及创面上的磷颗粒，可用清水冲洗（可加用 2％～5％碳酸氢钠）至少 30 分钟，灭磷火，中和磷酸。根据文献资料显示，创面不宜用硫酸铜溶液清洗及油性敷料。黄磷烧伤后焦痂内的磷以及入侵至深部的磷难以通过清洗或使用外用药物去除，因此为减少磷吸收中毒，对于深Ⅱ度以上烧伤应争取早期切痂。黄磷中毒死亡率高，烧伤后合并的急性肝、肾功能衰竭是重要死因。

（王　洁）

20. 电烧伤的主要并发症有哪些

电损伤的并发症可由电流的原发损伤造成，即电流在体内通行过程中对组织细胞的直接损伤（电场效应及细胞"微孔"作用）；或者组织热烧伤后引起，即电能转换为热能时对组织的损伤。两者共同参与产生一般热烧伤具有的并发症和电损伤所特有的并发症。

电损伤可以对人体造成重大伤害，引起人体各系统、器官和组织的损害如下。

（1）循环系统：引起冠状动脉痉挛、冠状动脉内膜炎和弥漫性心肌损害，临床表现为各类心律失常。

（2）呼吸系统：低压电可直接抑制延髓呼吸中枢而引起呼吸、心搏骤停。高压电刺激后易引起呼吸肌痉挛性收缩而产生呼吸停顿,还可出现胸膜渗液、气胸、血胸、血气胸、出血性支气管炎、支气管胸膜瘘等。

(3) 神经系统:头部电击伤一般以短暂的神志丧失最常见。电流通过脑部,还可以引起惊厥、精神障碍、脑水肿、脑性瘫痪、脑出血等。电流通过外周,可导致周围神经损伤引起肢体感觉和运动异常。

(4) 电烧伤后大量肌肉坏死和红细胞破坏产生肌(血)红蛋白血症,游离的肌(血)红蛋白刺激肾血管引起痉挛,在酸性环境下易在肾小管中沉淀析出进而堵塞肾小管,导致急性肾功能衰竭。

(5) 其他还可能出现骨折、肝脏损伤、白内障、认知和性格改变、失眠等。

(朱维平)

── 专家简介 ──

朱维平

朱维平,上海电力医院烧伤科主任,主任医师。中国医师协会烧伤科医师分会委员,中国研究型医院学会烧伤修复重建与康复专业委员会委员,中国医药教育协会烧伤专业委员会委员,上海市医学会烧伤外科专科分会委员,上海市医师协会烧伤科医师分会委员。擅长重度电击伤的救治、烧伤后整形及肢体功能康复、难愈性溃疡创面治疗。

21. 氨烧伤的特点有哪些

氨是一种无色、具有强腐蚀性伴刺激性气味的气体,易溶于水。氨水(注意氨水与液态氨的区别)具有强碱性,其烧伤常同时具有冻伤和碱烧伤的特点,并常伴有明显的吸入性损伤。

(1) 创面特点:烧伤部位多为眼、颈部、腋下、腹股沟、会阴部等皮肤皱褶、潮湿部位,可呈Ⅱ~Ⅲ度烧伤。氨气通常被压缩成液氨储存和运输,存储温度低于零下 30℃,易造成冻伤,导致皮肤浅表血管栓塞、缺血坏死。创面浅者,呈鲜红色,有水疱,疼痛剧烈,创面组织脱落后,创面凹陷,边缘潜行;深者干燥呈黑色皮革样焦痂。

(2) 创面处理和救治要点:氨接触皮肤后应立即用温水冲洗至少 15 分钟。创面常规清创换药,不建议使用油性敷料和药物。氨烧伤重点是防治合并的吸入性损伤,喉头水肿、肺水肿、气管坏死黏膜脱落堵塞气道是导致死亡的主要原因。有报道称，氨吸入后呼吸困难有两个高峰期即 12 小时和一周前后，前者主要因会厌及上呼吸道黏膜水肿引起气道狭窄，后者则因支气管黏膜坏死脱落引起气道阻塞。因此，对于严重病例应早期进行气管切开，防止因上气道阻塞引起窒息。

（王　洁）

22. 酚烧伤的特点有哪些

酚能使蛋白质变性，并穿透组织，对皮肤和黏膜具有强烈的刺激和腐蚀作用。酚不仅引起皮肤烧伤，而且能经皮肤吸收，引起全身中毒。

（1）创面特点：皮肤接触酚后起初可呈灰白色、起皱和软化，继之呈现棕红色或棕黑色伴疼痛加剧，最后可形成黄褐色痂。创面多干燥而无明显肿胀，以Ⅱ度烧伤为主。

（2）创面处理和救治要点：酚烧伤创面深度主要取决于早期处理是否得当。首先要脱去酚污染的衣物，采用有效的冲洗方法以阻止酚液的吸收至关重要。由于酚水溶性差，故烧伤后最好先用聚乙烯乙二醇（PEG）或 30％～50％乙醇擦洗后再用大量清水冲洗至少 20 分钟，随后用 5％碳酸氢钠湿敷中和。创面常规清创换药即可，早期创面通常干燥，故一般无需包扎，保持清洁即可。后期溶痂时可予外用药膏、包扎等处理。

酚烧伤引起中毒与烧伤面积有很大关系，超过 10％的烧伤即可引起中枢神经、心、肾等损害。急性肾功能衰竭是酚中毒死亡的主要原因。对于面积较大且尿酚、血酚明显升高或已有肾功能损害的患者，建议尽早给予血液净化治疗。

（王　洁）

23. 化学灼伤怎么急救

化学性皮肤灼伤（化学灼伤）是高温或常温的化学物直接对皮肤刺激、腐蚀作用及化学反应热引起的急性皮肤损害，常伴有眼灼伤和呼吸道吸入性损伤。根据皮肤接触化学物后所产生的急性皮肤损害症状如红斑、水疱及焦痂等，即可诊断为该化学物灼伤。

化学灼伤的急救处理原则包括如下几点。

（1）迅速脱离现场，脱去或剪去受污染的衣服，创面立即用大量流动清水或自来水持续冲洗,冲洗时间一般不少于 30 分钟,以充分去除及稀释化学物质,阻止化学物质继续损伤皮肤和经皮肤吸收,并带走反应热,减轻化学反应产生的热力损害。这是现场急救处理的关键。

（2）头面部化学灼伤时要注意眼、鼻、耳口腔的情况,如发生眼灼伤,应首先彻底冲洗。

（3）某些化学灼伤创面经清水冲洗后,仍有部分致伤化学物残留于创面难以去除,可继续造成损害或吸收中毒,还需应用中和剂或专用冲洗剂进行冲洗和湿敷。冲洗或湿敷后需及时用清水将中和剂及其反应产物清除。

（4）虽然大量的水冲洗适用于几乎所有的化学灼伤,也有几个值得注意的例外情况。对于一些不溶或微溶于水的化学物如苯酚,应先用其溶解剂如 50％聚乙二醇或 70％乙醇将其从皮肤上清除。另外,生石灰含氧化钙,与水反应可形成一种致伤性很强的强碱——氢氧化钙,因此冲洗前应尽量先用干布将生石灰从皮肤上擦干净。

（5）如灼伤创面污染严重,或Ⅱ度灼伤面积在 5％以上者,按常规使用破伤风抗毒素(需皮试)或破伤风人免疫球蛋白(不需皮试),并选用抗生素抗感染治疗。

（6）必要时急诊手术切除粘有毒物创面,以防止毒物继续吸收。

（李　卫）

治|疗|篇|

24. 什么是烧伤休克，怎样防治烧伤休克

严重烧伤后，在热力直接作用和炎症介质的作用下，人体毛细血管通透性增加，血管内液体、电解质、蛋白等物质漏出到血管外面，进入组织间隙造成组织水肿，或者由烧伤创面渗出到体外，导致血管内有效血容量下降，最终造成低血容量性休克。严重烧伤后 3 天内为烧伤休克期，均有可能发生休克，但是通常发生在烧伤后数小时到十几小时之间。烧伤面积越大，深度面积越广，休克发生越早越严重，持续时间越长。

液体疗法是防治烧伤休克的主要措施，应按照烧伤休克补液公式予以液体替代治疗。

烧伤后血管通透性的变化以及液体丢失具有一定的规律性，因此可以根据烧伤面积和体重制定补液计划，指导临床治疗。国内多采用晶胶体补液公式估计患者补液量，按照计划补充患者体内液体丢失量，以预防和治疗烧伤休克。晶胶体补液公式如下。

成人烧伤后第 1 个 24 小时补液总量＝烧伤面积（％）×体重（千克）×1.5 毫升＋2 000 毫升基础需要量水分。

小儿烧伤后第 1 个 24 小时补液总量＝烧伤面积（％）×体重（千克）×2 毫升＋基础需要量水分（按年龄和体重计算）。

补液总量中每 1％烧伤面积（Ⅱ度和Ⅲ度）每千克体重应补充 1.5 毫升（或小儿 2.0 毫升）的液体量为胶体和电解质液的总和。晶体溶液（即电解质溶液）为平衡盐溶液、生理盐水等；胶体溶液主要是血浆、白蛋白溶液、血浆代用品。胶体和电解质液的比例为 1∶2，广泛深度烧伤者与小儿烧伤其比例可变为 1∶1。输入原则是先晶体后胶体，输入速度先快后慢。总量的 1/2 应于伤后第 1 个 8 小时内输入，余下 1/2 量于伤后第 2、3 个 8 小时内输入。基础需要量水分给予 5％葡萄糖溶液，各时段均衡输入。伤后第二个 24 小时，胶体和电解质液输入量为第一个 24 小时实际输入量的 1/2，基础水分仍为 2 000 毫升。

治疗过程中应该实时监测各项休克指标，包括：①尿量，以保证成人每小时尿量为 30～50 毫升，小儿不低于 1 毫升/（千克·小时）。②脉搏、心跳有力，成

人心率在 120 次/分以下。③血压收缩压维持在 90 毫米汞柱、脉压在 20 毫米汞柱以上。④患者安静，无烦躁不安，无明显口渴，呼吸平稳。根据患者的反应随时调整输液速度和成分。在液体替代治疗的同时，还应该采取积极措施维持心脏、肺脏、肾脏等功能，及时纠正水、电解质和酸碱平衡紊乱。

（郇京宁）

25. 什么是烧伤感染，防治的措施主要有哪些

烧伤导致皮肤正常结构和功能被破坏，人体阻止细菌侵入的理化屏障受损。烧伤形成的坏死组织富含变性蛋白质，是细菌良好的培养基。体温、富含蛋白质等营养物质的创面渗出物和创面坏死组织造成的潮湿环境，是适宜的细菌培养条件，也是创面感染的易感环境，适合细菌生长繁殖。在这种情况下，污染、定植在创面表面的细菌就容易繁殖、并向深部侵袭造成创面甚至全身感染。

烧伤创面感染防治的措施主要有如下几点。

（1）预防休克，防止感染：烧伤达到一定面积，伤后早期，特别是伤后 72 小时内，因血管通透性改变、大量循环液体外渗，患者有发生休克可能。一旦休克发生，则患者后续发生感染的可能大大增加。故烧伤面积较大患者一定要及早就医，在医生指导下接受静脉或口服补液治疗。

（2）适当创面处理：如果是浅Ⅱ度创面，要重视创面和创周的清洁并保护上皮组织。水疱表皮是良好的生物敷料，可以起到保护创面的作用。在引流出水疱渗出液后要尽量保存水疱表皮。如表皮已经破溃、脱落，则可选用具有保护创面、防治感染的外用敷料。如果是深度烧伤，应小心清除腐皮和残留坏死组织，清洁创面和创周皮肤。

（3）定期换药：换药能清除创面坏死组织和脓性渗出物，降低创面细菌密度、控制创面感染、维护适宜创面修复的微环境。要根据创面渗出和感染的情况选择合适的外用药和敷料，确定合理的换药频率。同时烧伤部位要保持抬高，适当制动，透气防潮。深度创面需要手术植皮时，应尽早植皮覆盖创面，以预防感染、减轻瘢痕增生程度。

（4）烧伤侵袭性感染的治疗：创面明显红、肿、热、痛，伴寒战、发热等症状，可能是创面发生感染或侵袭性感染的征象，可能需要给予全身性抗菌药物治疗和全身支持治疗。同时需要加强局部病灶引流和抗感染处理。

（刘　琰）

26. 如何理解"平稳度过休克期"

烧伤休克是严重烧伤早期出现,影响全程病情发展和预后的复杂的病理生理过程和临床综合征。"平稳度过休克期"理论上是指烧伤患者伤后得到及时的救治,经过积极正确的液体复苏治疗,休克期内没有发生休克和其他并发症。

"平稳度过休克期"的概念里,有几点需要注意:①伤后及时给予液体复苏,不出现"延迟复苏"的现象。②预防休克发生。③输液是抗休克的主要手段,但不是唯一手段。烧伤抗休克治疗应该是一个综合治疗的过程,包括输血输液、血管活性药物、抗氧自由基等。液体主要以血浆、乳酸林格液(平衡盐)为主。④输液量不能生搬硬套公式,应该根据患者受伤情况、输液反应、辅检指标等综合判断。⑤维护心、脑、肺、肾、肝等重要器官功能,预防并发症的出现。

临床实践证实,平稳度过休克期的患者病情平稳,感染少而轻,并发症少,创面愈合较好,预后较好。反之,病情不平稳,感染严重,并发症多,创面愈合不佳,预后差。

(朱　峰)

—— 专家简介 ——

朱　峰

朱峰,医学博士后。海军军医大学附属长海医院烧创伤 ICU(重症监护室)副主任医师、副教授,硕士研究生导师。中华医学会烧伤外科学分会青年委员,中国医药生物技术协会皮肤软组织修复与重建技术分会副主任委员,中国医师协会创伤外科医师分会委员,中国研究型医院学会休克与脓毒症专业委员会青年委员,世界中医药学会联合会急症专业青年委员会副会长,上海市医学会烧伤外科专科分会委员。

27. 严重烧伤患者什么时候才算度过生命危险期

皮肤是人体抵御外界侵害的第一道防线,大面积烧伤可使人体直接暴露于外界各种致病因素之下,既使患者处于极大的感染及由严重感染导致的全身性炎症反应和脏器功能损害风险之下,也会因创面暴露引起患者内环境紊乱,发生水、电解质失衡、异常高代谢等。严重烧伤患者完成创面修复的过程大概需要一月至数月，在此之前，均存在因各种原因导致死亡的风险。一般而言，烧伤患者死亡的主要原因包括休克、感染及感染导致的全身性炎症反应综合征，如烧伤创面脓毒症；严重脏器功能障碍，如急性肾功能衰竭、严重消化道出血；呼吸道相关疾病，如吸入性损伤、急性呼吸窘迫综合征等。

在病程不同阶段，导致患者死亡的原因也各有不同，如伤后早期，休克和感染是导致死亡的主要原因，而感染和脏器功能损害是病程早、中阶段主要的致死原因。也有患者在病程后期，创面几乎完全封盖的情况下，因肺栓塞而死亡。可以说，只要创面还没有完全覆盖，患者就存在一定的死亡风险。当然，随着暴露创面逐渐缩小，死亡风险会相对降低。

（刘　琰）

28. 什么叫吸入性损伤

吸入性损伤有时也叫呼吸道烧伤。是指吸入高温气体或液体以及有毒烟雾或化学物质对呼吸道所致的损伤，严重者可直接损伤肺实质。其多发生于大面积，尤其是伴有头面部烧伤患者。吸入性损伤的原因主要是热力作用，但同时吸入性大量未燃尽的烟雾、碳粒、有刺激性的化学物质等，同样损伤呼吸道及肺泡。因此，吸入性损伤是热力和化学物的混合损伤。吸入性损伤与致伤的环境有关。其往往发生于不通风或密闭的环境，尤其是爆炸燃烧时，热焰浓度大、温度高，不易迅速扩散，患者不能立即离开火源；加之在密闭空间，燃烧不完全，产生大量一氧化碳及其他有毒气体，使患者中毒而昏迷，重则窒息死亡。合并爆炸燃烧时，高温、高压、高流速的气流和浓厚的有毒气体，可引起呼吸道深部及肺实质的损伤。另外，患者站立或奔走呼喊致热焰吸入，也是致伤原因之一。

（朱世辉）

29. 为什么有些皮肤烧伤的患者要输血

大面积烧伤后，烧伤局部毛细血管通透性增加，大量血浆样液体渗出至组织间隙及创面，导致有效循环量下降，组织血液灌注不良，细胞、组织缺血、缺氧。再加上严重烧伤后的心功能障碍、微血管损伤等因素，都可导致烧伤休克的发生。解决这一问题的有效方法是及时补充丢失的液体，恢复有效循环量，改善组织血流灌注。烧伤渗出液中电解质含量与血浆相仿，蛋白质含量约为血浆含量的一半,大部分为分子量较小并且容易渗出的蛋白质。补充的液体包括胶体和电解质。所以达到一定严重程度的烧伤患者伤后早期需要输注血浆、白蛋白、甚至全血等成分进行抗休克治疗。

严重烧伤患者创面愈合过程中需要反复多次行切削痂和植皮手术,术中出血需要补充;创面暴露,长期换药过程中创面出血;烧伤和全身性感染时,由于热力和各种细菌毒素的作用,红细胞和血小板可大量消耗或破坏、寿命缩短;严重烧伤患者呈高代谢状态,身体消耗较正常人大为增加,而胃肠道功能损害可致摄入和消化不足,再加上可能存在的微量元素缺乏等多种因素可致患者血细胞合成不足。以上诸多因素都会造成患者发生贫血、低蛋白血症、血小板降低等,导致烧伤患者需要输注血浆、血小板、红细胞和白蛋白等。

(刘　琰)

30. 烧伤创面常用药有哪些

烧伤是由物理或化学的因素造成人体皮肤结构损伤,并在人体表面产生创面。烧伤创面处理贯穿烧伤治疗的全过程,而且与烧伤治愈率的提高、病程的缩短及烧伤部位外观、功能的恢复均有直接关系。

烧伤创面处理的原则是清洁和保护创面、减轻创面疼痛、预防和控制创面感染、促进创面愈合和提高愈合质量。根据上述原则创面处理的方法包括清创、包扎、暴露、干热和浸泡等疗法,在烧伤创面处理过程中创面局部外用药起着十分重要的作用。创面局部外用药必须具备抗菌谱广、不易耐药;无不良反应和局部刺激性;不易吸收或易于代谢排泄;减轻创面疼痛和促进创面愈合;价格合理、使用简单等条件。目前常用的烧伤创面用药主要有抗菌类的如 1％磺胺嘧啶银、10％磺胺米隆、百多邦(莫匹罗星软膏)、多黏菌素软膏以及利福平等,近来随着对创面愈合机制认识的提高、新型材料的出现以及对舒适度要求的提高,新型外用药和敷料不断地应用于临床。其中有代表性的有水凝胶(富林蜜等)、水胶体敷料(多爱肤、安普贴等)、泡沫类敷料(痊愈妥、美迪芳等)、互交类敷料(德湿威等)、藻酸盐敷料、亲水纤维类和纳米银敷料(爱康肤银、爱银康等),这些新型敷料具有舒适度高、使用简便和促进愈合等优势。

所有的烧伤创面外用药和敷料均有其特点,适合于创面愈合过程中的一定阶段,在临床治疗过程中必须根据创面的不同情况做出相应的选择。

(王文奎)

—— 专家简介 ——
王文奎

王文奎，医学硕士，上海交通大学医学院附属瑞金医院烧伤整形科副主任医师。上海市医学会烧伤外科专科分会委员，中华医学会烧伤休克和脏器损伤学组委员。以烧伤病房细菌耐药性的监测、烧伤感染的早期诊断作为重点研究方向。

31. 民间烧伤秘方可信吗

每当有人烧伤时总会有人"善意"的推荐各种民间的烧伤秘方，一旦使用所谓的秘方后，轻者出现创面疼痛加剧，重者出现发热、创面感染加深，烧伤创面大的甚至有生命危险。

首先来了解有哪些秘方，常见的有牙膏、酱油、老鼠油和香灰等，牙膏中含有碳酸钙作为摩擦剂和薄荷、留兰香等芳香剂，它们对创面都有一定的刺激性会加剧创面疼痛感，酱油是大豆的发酵产物偏酸性且并非无菌，使用后不仅疼痛加剧而且妨碍对创面的观察判断，老鼠油用植物油浸泡新生小老鼠一段时间制备而成，可想而知含有大量细菌，可引起创面感染加深，而香灰也不是无菌的，使用后还会严重影响对创面的判断。综上所述所谓秘方有百害而无一利。

烧伤时正确的处理方法有"脱、冲、盖、送"四字诀，"脱"指的是立即脱离致伤热源，脱去着火或烫湿的衣服。"冲"是指尽快用流动清水冲洗创面 30 分钟以上，冲洗不仅可以减轻创面疼痛还可以阻止热源对人体组织的进一步损伤。"盖"是指用清洁的纱布或衣被覆盖创面，防止外界对创面的污染并有保暖作用。"送"指在经过初步的紧急处理后将患者就近送往医院作进一步的处理和治疗。正确的处理可以减轻患者的痛苦、缩短病程和减轻烧伤后的色素沉着、瘢痕增生和关节功能障碍等后遗症。

（王文奎）

32. 为什么外敷某些中草药或药膏时会出现类似烧伤的皮肤损伤

临床工作中经常发现许多患者因各类骨关节疼痛，寄希望于民间单验方治疗，如自敷大蒜、水芹、追风草、"武力拔寒散"等。敷药后有的患者皮肤出现潮红、瘙痒、肿胀疼痛症状，甚至出现水疱，皮肤破溃。外用中药治疗跌打损伤虽多有良效，但不同程度的皮肤不良反应也时有发生。原因是类似外用药物一般都对皮肤刺激性较大，成分复杂，如果患者敷药处皮肤比较薄弱或是过敏性皮肤，敷药后就会发生上述症状，临床上表现为接触性皮炎和自家敏感性皮炎。

因此，中草药外敷时间较长，应在皮肤有明显灼热痛或痛感逐渐加重时及时去除外敷药物。

特别提醒

广大患者对于民间秘方应持科学、谨慎的态度，最好在专科医师的指导下正确合理地使用，以杜绝类似情况的发生。

（朱维平）

33. 烧伤后为什么有时要做气管切开

气管切开是建立人工气道、保持呼吸道通畅的一种手段之一。烧伤患者存在以下情况时需要做预防性或紧急气管切开。

（1）头面颈部深度烧伤、肿胀严重，或全身大面积烧伤，经液体复苏后可导致声门上气道黏膜水肿，引起气道梗阻甚至窒息。预料病情发展有可能发生气道梗阻的患者中，无论入院时有无呼吸困难，均需行预防性气管切开置管以开放气道、预防突发窒息。而一旦出现呼吸困难、氧饱和度下降等急症情况，需行紧急插管或气管切开。

（2）严重吸入性损伤患者由于早期坏死黏膜或假膜脱落后从气管排出，易发生气管梗阻，另外患者气道分泌物多而浓稠，需反复吸引或冲洗，需行气管切开。

（3）烧伤患者意识不清或昏迷时，患者自主咳痰反射消失，无创气道护理吸痰难度大，气管切开可建立良好的通道，清除下呼吸道分泌物，改善肺通气并预防肺部感染。

（4）大面积烧伤患者因颜面部严重烧伤或肿胀，全麻手术时气管插管困难、风险大，且需多次手术修复创面，反复进行气管插管麻醉易引起咽喉部位损伤，进行气管切开便于烧伤患者手术麻醉及围术期的气管管理，避免反复气管插管引起的损伤。

（5）烧伤患者治疗及手术中常需变动体位，预料频繁地改变体位可能发生体位性水肿造成窒息时，需进行预防性气管切开避免窒息等意外发生。

（肖仕初）

肖仕初

肖仕初,教授,医学博士,海军军医大学附属长海医院烧伤外科主任医师,博士研究生导师。擅长危重烧创伤救治及皮肤组织工程研究。中华医学会烧伤外科学分会青年委员,上海市医学会烧伤外科专科分会委员。

34. 严重烧伤后为什么要放置导尿管

严重烧伤早期由于毛细血管通透性增高血浆外渗、容量不足,以及损伤、应激等原因进入休克期,及时有效的液体复苏是保证休克期平稳度过的保障,尿量是最常用的监测患者休克状态及液体复苏效果的指标之一,因此早期需留置尿管,观察单位时间内尿量变化,以评估液体复苏效果及全身脏器血流灌注情况,为调节补液速度和种类提供参考。

严重烧伤尤其是损伤到大量肌肉的Ⅳ度烧伤,由于肌肉组织和红细胞受热力损伤大量破坏,常出现肌红蛋白尿和血红蛋白尿,留置导尿可及时观察尿液性状及流量,判断损伤程度,并指导补液、用药,避免血红蛋白、肌红蛋白堵塞肾小管引起肾功能损伤。

此外,严重烧伤休克期渡过后进入回吸收期,患者补液速度需进行调节,目前临床主要根据患者尿量及尿比重、尿酸碱度判断,留置导尿可帮助医生及时判断病情变化、调整输液速度及用药,维护内环境稳定,避免过度输液引起心衰、肺水肿等严重并发症。

(肖仕初)

35. 为什么要做焦痂切开减张手术

临床上,我们一般将Ⅲ度烧伤的皮肤组织统称为焦痂。焦痂没有弹性,当深度烧伤达到一定面积时,焦痂形成环形缩窄,起束缚作用。同时,烧伤后局部组织水肿,组织间压力增大,压迫毛细血管、静脉和淋巴管,造成血液和淋巴液回流障碍,进一步加重局部水肿,并与焦痂的缩窄形成恶性循环,最后压迫动脉,使组织血供不足,血液循环障碍。在肢体,焦痂环形缩窄的后果就是肢体缺血坏死;在躯干和颈部,焦痂缩窄的后果就是呼吸困难。

因此,当肢体或躯干深度烧伤后出现焦痂环形缩窄,必须尽早行焦痂切开减张手术,松解缩窄状态,解除焦痂对血液循环和呼吸运动的压迫,避免肢体的缺血坏死和呼吸困难。

此外,阴茎的深度烧伤同样也可能有焦痂的环形缩窄,必要时也要行焦痂切开减张手术。

(郑捷新)

36. 头面部烧伤后要注意哪些事项

头面部由于其自身的生理解剖特点,烧伤后除了创面的处理外特别要注意呼吸道的通畅。头面部皮下组织疏松、血管丰富,在烧伤早期水肿非常严重,头围明显增大,甚至可以大于正常的 1 倍。如果水肿向内扩张,可以压迫、阻塞咽喉部或呼吸道,造成呼吸道梗阻,呼吸困难,严重者导致窒息。另外,头面部烧伤时还要注意是否有烟雾或化学物质的吸入,也就是吸入性损伤。如有这些物质的吸入会引起气管、支气管甚至肺实质的损害,导致呼吸困难,严重者呼吸衰竭。

头面部烧伤创面的处理,早期应采用暴露疗法,即局部清创,剃去头发,创面暴露,保持清洁和干燥。以后根据创面的愈合情况、是否感染和创面深浅做进一步处理。同时要观察眼、鼻、耳是否有烧伤,特别要注意的是耳烧伤。因为外耳皮肤薄,皮下组织少,烧伤后常常累及耳软骨,并发耳软骨炎。耳烧伤一定要注意局部不能受压。

因此,头面部烧伤后一定要去专业的医院就诊。

(郑捷新)

37. 烧伤创面为什么要换药

烧伤创面的换药治疗是烧伤治疗成败的关键因素之一,贯穿着烧伤治疗的全过程。烧伤创面因皮肤屏障破坏,组织细胞赖以生存的局部内环境遭到破坏,容易造成进一步损伤,愈合功能受影响。换药的目的是在创面愈合前创造有利于愈合的微环境,包括控制微生物、理化等因素,保证创面顺利愈合。

首先,烧伤换药过程中使用预防和治疗创面感染的外用药,例如磺胺嘧啶银、磺胺米隆等,有助于及早控制细菌在创面内的滋生,为下一步创面的修复打下一个坚实的基础。

其次，烧伤创面的定期换药，可保持创面湿润，防止创面直接暴露于空气中所造成的渗液蒸发，有助于创面残存皮肤组织的活性，从而加快创面愈合的速度。而且在换药过程中，可根据创面的深度及愈合情况，针对性的使用外用生长因子，也是加快创面愈合的重要因素之一。

临床实践已证实，烧伤创面如不能及时有效的换药治疗，可导致创面发生加深改变，从而延长创面愈合的时间，增加创面出现感染等各种不利因素的可能性。因此，正确的烧伤创面的局部处理，目的在于促进创面的早期愈合。

（倪　涛）

38. 烧伤创面包扎好还是暴露好

包扎疗法，是将创面消毒处理后，内层用药物或油质纱布，外层用吸水敷料均匀包扎。这种疗法的优点是，可以保护创面不受感染，在冬天还有保暖作用，因为经包扎后还可以穿衣服，不致受凉。适用于四肢或躯干部的烧烫伤、转运的患者以及寒冷季节无条件使用暴露疗法者。对于包扎疗法的患者，注意体温变化、伤区有无疼痛加剧、臭味或脓性分泌物等，发现有可疑感染征象时，及时检查创面并更换敷料。

暴露疗法，就是将创面消毒处理后，使创面迅速干燥，表面结成一层干痂，减少或避免病原菌在创面上大量繁殖，同时局部还可采用具有收敛、消炎作用的药物。一般对头面部、颈部、躯干部、臀部等难以包扎的部位均采用暴露疗法或半暴露疗法。特别在夏天，暴露疗法较为方便，也便于观察创面。不过暴露创面应尽可能不使受压或少受压，以利于创面迅速干燥。在干燥过程中，患者会感到疼痛，等到干痂结成后，疼痛便会缓解。

在治疗过程中，两种疗法也要灵活掌握，如暴露创面痂下积脓、引流不畅的话，则应改用包扎疗法；如包扎创面已形成干痂，也可改为暴露疗法。总之要根据具体情况，有针对性地采取一定有效措施。

对于烧伤较轻的患者较多使用包扎疗法，一方面可以隔绝空气中的细菌，减少感染的发生，另外包扎可以保持创面微湿环境，有利于创面的愈合。而且，较轻的患者在门诊治疗时，不包扎的话涂了药膏的创面会给日常生活带来不便。

暴露疗法多用于颜面、会阴等不适于包扎的烧伤部位，以及严重污染创面。大面积烧伤患者的创面暴露最好应用翻身床。随时清理创面渗液与分泌物，及时换床单，保持暴露创面的清洁、干净、无污染。

（郭瑜峰）

—— 专家简介 ——

郭瑜峰

郭瑜峰，上海电力医院烧伤科主任医师，上海市医学会烧伤外科专科分会委员，上海市医师协会烧伤科医师分会委员。擅长电击伤、各种烧伤、烫伤的治疗以及褥疮、糖尿病足等各种原因造成的难愈性深度创面的修复。

39. 创面包扎起来会不会影响愈合

影响创面愈合的因素主要有以下几种。

（1）年龄：年龄越小，细胞再生能力就越强，创面愈合就越快。反之年龄越大，创面愈合就越慢。

（2）营养：蛋白质、维生素、微量元素缺乏，不能为组织再生提供所需的营养，会使创面愈合延缓。与创面愈合有关的微量元素有铜和锌，维生素类有维生素 A、维生素 C 和维生素 E 等。这些物质在正常人体内一般不会缺乏。但是，创面愈合时的需求量大大超过平日需求量，加之患者的食欲不佳，进食减少，也会造成供不应求，导致创面愈合延迟。

（3）感染：创面感染时，渗出物很多，会使正在愈合的创面或已缝合的伤口裂开，或者导致感染扩散加重损伤。

（4）局部血液循环：局部血液循环一方面保证组织再生所需的氧和营养，另一方面对坏死物质的吸收及控制局部感染也起重要作用。局部受压、系统性疾病、部分药物引起的微循环障碍会使创面愈合延迟。

（5）血糖：糖尿病患者，血液中含糖较多，且同时伴有血管病变，会影响创面愈合。

（6）吸烟：吸烟者血液循环中一氧化碳和血红蛋白的结合，降低了对氧的运输能力，尼古丁会使周围血管收缩，影响伤口愈合。

（7）心理因素：心理压力影响神经内分泌免疫系统的功能，使伤口愈合减慢。

（8）药物：免疫抑制剂、细胞抑制剂、激素类抗凝剂对伤口有直接的负面影响，会抑制细胞增生，影响组织的修复。

从以上影响因素来看，正确的包扎并不会影响创面的愈合，前提是创面经过专业的医疗机构处理，去除创面上的病原微生物，防止创面继发感染。如果包扎过紧，影响了局部或远端的血液循环，可导致创面愈合延迟或不愈。另外，包扎可以保持创面微湿环境，有利于创面的愈合。

（郭瑜峰）

40. 烧伤伤口干燥了就是长好了吗

烧伤伤口的愈合是人体烧伤后各种组织的再生和修复的复杂过程，伴随肉芽组织增生、血管新生、瘢痕组织形成等过程。由于致伤原因、烧伤程度、创面接受的处理及患者全身情况差异，患者烧伤创面所表现出的外观也各不相同。

在普通老百姓看来，烧伤伤口干燥其实有两种情况，一种是创面已经愈合，烧伤创面坏死组织脱落后形成的缺损已被新生的上皮细胞或纤维组织所覆盖。另一种情况是伤口的渗出液、血液及坏死组织干燥后在创面表面形成一层硬痂。虽然看上去创面没有"出水"，很干燥，但其实并没有完全愈合。这种创面可能会有两种变化，一种是发生感染，干痂形成一层保护屏障，创面在痂下缓慢愈合。待创面最终愈合后，干痂脱落。此种情况创面虽然能够愈合，但痂下愈合的速度一般会较在潮湿环境下、无痂皮形成者大为延缓。另一种可能是干痂发生感染、溶痂，痂皮脱落后创面逐渐愈合。感染过程中很可能导致创面加深，严重者甚至需要手术治疗。

因此，烧伤伤口干燥了并不一定表示伤口长好了，伤口是否愈合还需要专业的烧伤科医生进行判断。

（郭瑜峰）

41. 肢体烧伤为什么要抬高患肢休息

烧伤后普遍存在局部水肿，在烧伤后的最初 3～5 天内，伤处会表现为逐渐发展的肿胀，这是烧伤后血管通透性增加，体液外渗造成的，是烧伤创面发展的正常过程。日常最常见的 II 度烧伤水疱的形成也是这种体液渗出造成的。

一般研究认为，在烧伤水肿发生发展的病理生理机制中，物理因素占主导地位，而生物化学因素则可直接或者间接促进物理因素的变化。肢体烧伤后如果仍然正常工作、生活，则必然大量增加渗出至组织间隙的体液从而加重肢体的局部水肿和炎症反应，而创面局部水肿持续不退又是造成创面感染的重要因素之一，一旦出现创面感染则必然使创面愈合延迟。

正是基于以上原因，肢体烧伤后，烧伤科医生都会建议患者把患肢抬高并限制活动，这是一种经济、简单却又十分有效和必要的治疗与护理手段，伤后患肢抬高制动能促进组织间隙的静脉和淋巴液回流，减轻水肿的同时还能减轻疼痛和局部炎症反应，降低感染等并发症的发生从而有利于创面愈合，缩短病程。

（顾海峰）

—— 专家简介 ——

顾海峰

顾海峰，整形外科博士。解放军第八五医院烧伤整形科主任。擅长面部器官整形、乳房整形、自体脂肪细胞移植延缓衰老、烧伤后瘢痕畸形修复等。中华医学会烧伤外科学分会修复与组织工程学组委员，中国医师协会美容与整形医师分会委员。

42. 皮肤表面烧伤为什么要打破伤风针

破伤风是由破伤风梭菌侵入人体伤口后，在厌氧环境下生长繁殖，产生嗜神经外毒素而引起全身肌肉强直性痉挛为特点的急性传染病。破伤风梭菌在自然界中分布极为广泛。人类和很多家畜肠道都带有该菌，随粪便排出体外，以芽孢状态分布于自然界中，尤以土壤中多见。破伤风梭菌及其毒素不能侵入正常的皮肤和黏膜，故破伤风都发生在伤后。可以说一切开放性损伤，均有发生破伤风的可能。破伤风的早期症状是肌肉痉挛，即人们常说的"抽筋"。多数患者最早的症状是面部肌肉痉挛，其表现主要是嘴张不开，咀嚼食物时，双耳前方的肌肉痉挛疼痛。不少患者误以为是牙病而去口腔科就诊。由于破伤风梭菌是一种厌氧菌，一般来说深部组织创伤比较容易形成厌氧环境从而导致破伤风的发生。但破伤风也是烧伤常见的合并症之一，主要是因为皮肤表面烧伤以后，皮肤的屏障作用遭到破坏，早期容易导致需氧菌感染，而需氧菌感染加上皮肤表面痂皮覆盖等因素又会使创面形成厌氧的环境从而导致厌氧菌感染，因此烧伤患者需注射 TAT（破伤风抗毒素），因为一旦出现全身肌肉痉挛抽动等破伤风感染症状，预后就非常恶劣了。

（顾海峰）

43. 烧伤后是不是一定要用消炎药

消炎药是"俗称"，即医学上的解热镇痛抗炎药，它是一类具有解热镇痛效果，多数还有抗炎、抗风湿作用的药物。常用的有阿司匹林、扑热息痛、布洛芬等。除扑热息痛这一类，其他类大都具有抗炎的作用。它们是直接针对炎症的，是对症治疗；抗菌药对细菌有抑制或杀灭作用，它包括抗生素和人工合成的抗菌药物。老百姓所说的消炎药，大多是指的抗菌药。但事实上，两者是不同的药物。通常所用的抗菌药不是直接针对炎症的，而是针对引起炎症的各类细菌，抑制或杀灭病原菌。大面积烧伤后体表受损和免疫功能下降，感染难以避免，甚至还会入侵。临床上会呈现局部感染和感染性并发症，严重的甚至会导致死亡，在治疗过程中抗菌治疗是重要环节，但创面的外科处理是防治感染的根本治疗措施，而不是仅仅依靠全身应用抗菌药物。一般来说日常生活中碰到的小面积轻度烧伤就没有必要全身应用抗生素，烧伤科医生会选择应用局部抗菌药物来处理创面从而防治创面感染。在烧伤门诊经常用的局部抗菌药物有：氯己定（洗必泰）、双氧水、碘伏、磺胺嘧啶银、莫匹罗星软膏（百多邦）等。

（顾海峰）

44. 烧伤后疼痛怎么办

烧伤后疼痛贯穿烧伤治疗的始终，严重影响患者的生活质量，在重症烧伤患者中甚至会造成脏器功能损害，影响预后。目前，国内外将烧伤后疼痛分为：①急性疼痛；②背景性疼痛；③操作性疼痛；④继发性痛觉过敏；⑤术后疼痛；⑥其他疼痛，包括瘢痕的瘙痒和刺痛等。

对于充分评估疼痛等级或者患者主观要求镇痛需求者，应给予镇痛治疗。镇痛治疗包括药物治疗和非药物治疗。

非药物治疗包括心理疗法（催眠镇痛法、转移注意力法、认知行为疗法等）、物理疗法（冷疗、电疗、光疗、按摩等）以及其他疗法。

药物疗法包括阿片类药物（吗啡、哌替啶、芬太尼等）、非甾体类镇痛药（阿司匹林、氯诺昔康等）、抗焦虑药（氟哌啶醇等）及其他药物（右美托咪定、氯胺酮、布托啡诺、笑气等）。所选镇痛药物应根据患者疼痛类型、给药途径、预期镇痛时间等决定。一般而言，急性疼痛需要静脉给予阿片类镇痛药物，尤其是重症烧伤患者或者需要进行有创机械通气等患者；背景性疼痛一般给予口服短效阿片类药物，必要时给予肌注或者静脉注射镇痛药物；术后疼痛一般需要静脉给予阿片类药物，常常辅以镇静类药物；操作性疼痛一般可口服非甾体类镇痛药或者阿片类药物，必要时可以肌注或静脉给予阿片类镇痛药物。镇痛治疗要求对患者的循环系统、神经系统、消化系统等功能监测，尤其是重症烧伤患者和长期镇痛镇静治疗患者。

（朱　峰）

45. 什么叫创面封闭引流术

创面封闭引流术，又称为负压创面治疗技术、创面表面负压技术、创面吸引封闭技术等。是通过特殊材料覆盖创面，以医用薄膜封闭创面，再外加负压引流，最终达到治疗目的。

创面负压封闭引流能减少创面分泌物，防止外界环境中微生物侵袭感染；改善创面局部血运，促进血管化、肉芽形成，为创面提供湿润的环境，从而加速创面愈合过程。同时也可显著减少换药频率、减轻换药疼痛，提高患者的舒适度。该技术较多应用于深Ⅱ度烧伤创面、创伤和热压伤创面、肉芽创面、植皮创面术前准备及术后固定；也适用于很多慢性创面，包括糖尿病足溃疡、压疮、静脉溃疡等。既往认为－16.6 千帕（－125 毫米汞柱）为最佳负压值。但是近年来的大量基础和临床研究认为，－10.6 千帕（－80 毫米汞柱）是血流灌注和细胞生长的最佳负压值。目前最常用的负压值范围为－12～－5.3 千帕（－90～－40 毫米汞柱），根据不同创面选择不同负压值。负压过高可引起组织缺血，尤其是患者患有外周血管疾病、糖尿病足及烧/创伤早期等。另外治疗模式也有持续、间歇和循环 3 种，也需要根据不同创面情况来进行选择。

创面负压分泌引流术近年来在烧伤科、骨科和普通外科得到了广泛的应用并取得了良好的效果。但负压治疗并不能替代外科清创和创面修复手术，其作为外科治疗的辅助措施，需要在临床医师准确、全面评估创面和患者全身情况下进行应用。

（王志勇）

46. 创面封闭引流术后注意事项有哪些

创面封闭引流术后首先要确保维持有效负压。负压治疗的负压值大小与治疗效果、并发症的发生均有着密切关系。患者翻身时牵扯、压迫、折叠引流管或封闭膜，引流管或引流瓶衔接处脱离、引流管被引流物或血块堵塞，中心负压源异常等原因都可能导致创面无法维持有效负压。这不仅不能起到负压治疗的作用，更重要的是由于创面内部无法始终形成有效的负压引流去除创面坏死组织、代谢产物及毒素，细菌生长无法受负压抑制，可能由此导致局部严重感染甚至威胁生命。因此，在治疗过程中需密切注意创面局部是否能维持负压状态，如有漏气或堵管应及时补救操作以达到全程有效负压引流，否则应立即停止负压治疗。

其次，需注意创面引流液的量及性质。特别是一些组织损伤比较严重的创面，如热压伤、电烧伤等，进行治疗过程中，有时组织中较大血管的溃烂并在负压状态下可导致严重出血。因此，需密切观察引流液，如有出血倾向需立即去除负压并查明原因。

负压封闭引流治疗时也要注意避免负压过大，加之患者无法调整体位等造成局部创面长时间受到压迫，反而会阻碍局部血液灌注导致组织损伤坏死。因此，在封闭引流术后也需定期观察局部组织是否有血液循环障碍的情况，特别是对手指、足趾创面进行负压封闭引流治疗时。

另外，还要创造一个良好的全身生理环境，关注患者的全身营养状况、酸碱平衡失调等。医护人员需指导患者床上翻身及肢体功能锻炼的方法，尽可能恢复肢体功能、减少并发症。

（王志勇）

47. 什么是皮肤软组织扩张术

皮肤软组织扩张术是在瘢痕周围的正常皮肤下，埋入一个硅胶做成的水囊（扩张器），通过向水囊内注射液体增加扩张器容量，在皮肤组织深面对表面皮肤产生膨胀压力，使皮肤面积被扩展，并促进皮肤等组织细胞分裂增殖，而获得"额外"皮肤，进而二期把瘢痕皮肤切除掉，应用多余出来的皮肤覆盖掉切除瘢痕的创面上，达到去瘢痕的目的。

一般情况下需要进行两次手术。第一次手术是扩张器植入，为再造和新增皮肤做准备，第二次手术是利用新增皮肤组织进行所需的修复术。两次手术间隔需要 2～3 个月的时间。

皮肤软组织扩张术是利用组织扩张器的扩张作用，获得额外皮肤软组织进行皮肤缺损修复和器官再造的一种外科方法，其优点是能提供与受区完全匹配的皮肤软组织,扩张皮瓣转移后供区无后遗畸形和严重瘢痕,治疗效果较好;缺点是需要二次手术,治疗周期长。

目前各种瘢痕、特别是烧伤后瘢痕是皮肤软组织扩张术应用最多的病种;许多烧伤后遗畸形的治疗,皮肤软组织扩张术也是首选的修复方法;对于大面积烧伤后遗畸形供皮区不足的患者,可采用皮肤软组织扩张术进行供皮区的预扩张,除可增加供皮量外,供皮区还可直接缝合,扩张后的皮肤用于全厚和中厚植皮均可,且存活质量比普通皮片好。

（苏　波）

── 专家简介 ──

苏　波

苏波,副主任医师,副教授,硕士研究生导师,医学博士。上海中冶医院富锦路分院院长兼烧伤科主任,上海市医学会烧伤外科专科分会委员。擅长各种烧创伤瘢痕、难愈性创面的治疗,尤其在手足烧伤、创伤后的显微外科修复、功能重建、手指再造、后期功能康复方面有较为深入的研究。

48. 小儿烧伤的特点

小儿烧伤是指 12 岁以下的儿童受热力(火焰、热水、蒸汽及高温固体)、电能、放射能和化学物质等作用引起的损伤。烧伤是小儿常见的意外事故之一,我国每年有超过 14 万儿童被烧烫伤而就医,且 1/3 左右的患儿会留下不同程度的瘢痕和功能障碍。因此,烧烫伤是威胁儿童的主要伤病之一。

小儿烧烫伤具有以下特点:①循环容量代偿能力差,要求输液复苏要及时,否则易发生低血容量性休克。②气管较细,且易塌陷,面、颈部即使是浅度烧伤,组织水肿的压迫也可造成患儿呼吸道梗阻。若合并有吸入性损伤,气管壁只要肿胀 1 毫米,呼吸道阻力就会增加 16 倍,气流通过减少 75%。③神经系统发育尚未完善,烧伤后易引起高热,甚至惊厥、抽搐。④小儿皮肤较成人薄,创面一般偏深,而且早期往往会加深。⑤小儿免疫系统发育尚不全,烧伤感染发生率较高,感染的临床表现多变异,有时症状不太典型。

小儿烧烫伤后要及时就医救治,甚至住院观察。此外,创面多应用功能敷料(如生物材料、微动力负压、水胶体凝胶、藻酸盐敷料等)换药,不但疼痛刺激性小,而且愈合快、后期瘢痕轻。换药操作时,可使用自控性笑气吸入等安全有效的方法止痛。最后,需要植皮时要听从医生建议,及时植皮,并且及早足疗程做好防瘢治疗和功能锻炼。

(胡晓燕)

—— 专家简介 ——

胡晓燕

胡晓燕,医学博士,海军军医大学附属长海医院烧伤外科副主任医师、副教授。中华医学会烧伤外科学会分会委员,上海市医学会烧伤外科专科分会委员。

49. 儿童烧烫伤后容易发热怎么办

儿童烧烫伤之后较成人容易发热,重者体温可以超过 39℃,并且持续到创面愈合。其主要原因为儿童的体温调节中枢发育不全,烧烫伤事件中的换药操作,都可能刺激导致体温的上升;其次是创面较深,坏死组织在溶痂时导致人体发热;再次就是儿童在换药时容易哭闹,哭闹一方面让上呼吸道容易充血,另一方面会出汗,不注意时到室外吹风,一冷一热容易感冒。

儿童烧烫伤后发热,要辨别原因,必要时可以抽血化验。如果是上呼吸道感染引起的发热就要针对感冒治疗;如果是由坏死组织较多引起的发热就要加强换药,适当的时候外用抗感染药物,甚至口服抗生素或静脉应用抗生素;如果仅仅是创伤刺激导致的发热,那控制体温就可以了,建议物理降温为主,超过38.5℃,可以加用布洛芬(美林)等退热药对症治疗。

(胡晓燕)

50. 全身麻醉对烧伤儿童会有什么影响

儿童烧伤手术治疗通常需要进行全身麻醉,为什么需要全身麻醉呢?

(1) 儿童要全麻的原因:通过全身麻醉让小儿在无痛无知觉情况下进行手术,避免手术疼痛刺激导致小儿心理障碍。小儿全身麻醉有静脉和吸入等方法,暂时可逆阻断患者疼痛及意识。目前小儿麻醉基本能够做到药物剂量控制。监测手段完全,通过较好麻醉减轻患者痛苦,减少心理打击。

(2) 全麻对儿童生长发育的影响:目前尚无证据说明麻醉会对小儿生长发育有影响。对智力影响:目前尚无证据证明全麻小儿智力受影响,相对剧烈疼痛等手术刺激对孩子心理的影响，在全麻状态下手术对小儿收益肯定大于损害。

（3）麻醉风险：由于小儿脏器功能发育不完全，麻醉后生命体征变化可能较快，小儿麻醉确实有一定风险，目前上海特别重视小儿健康，麻醉科医师一定会选择对孩子影响最小的最佳方式，避免这种风险。

（张　勤）

植 | 皮 | 篇

51. 什么叫植皮术，植皮方法有哪些

植皮（即皮肤移植）在烧伤治疗中是一种常用而重要的方法。在深度烧伤，不管是早期切、削痂或蚕食脱痂大多需要植皮来促进创面愈合和最终消灭创面，以缩短疗程，减少换药的痛苦，减少创面渗出与体液的丢失，预防创面感染，减少局部纤维组织增生与挛缩，以最大限度地防止畸形的发生等。

自体皮肤移植又分为皮片移植与皮瓣移植两种方式。前者是将皮片从身体（供皮区）取下后（完全脱离），移植于新鲜或肉芽创面（受皮区）；后者是指移植的皮肤和组织短时间内尚有蒂部与本体相连，待移植皮肤与受皮区建立确实的血液循环后再断蒂。

皮片移植的种类根据皮片的厚度划分有：刃厚皮片、中厚皮片、全厚皮片、保留真皮下血管网皮片、培养细胞皮片移植。

按皮片的形态划分可分为：整片植皮、筛状植皮、条形植皮、网状植皮，邮票状、小片状与点状植皮及微粒皮等。

皮瓣的种类很多：主要分为带蒂皮瓣和游离皮瓣，带蒂皮瓣又分为扁平皮瓣和管状皮瓣，扁平皮瓣又分为滑行、旋转、交错皮瓣。又因形成及转移等方式的不同，分为旋转带蒂、直接带蒂、直接携带、皮管形、双蒂、动脉岛状皮瓣等。除上述两大类以外，尚有比较不常用的复杂皮瓣，依其皮瓣组成内容的不同，有复合性皮瓣、衬里皮瓣、双重皮瓣等类型。

（董肇扬）

— 专家简介 —

董肇扬

董肇扬，主任医师，博士。武警上海市总队医院烧伤整形科主任。中国人民武装警察部队医学科学技术委员会烧伤与整形外科专业委员会副主任委员，上海市医学会烧伤外科专科分会委员，上海市医师协会烧伤科医师分会第一届副主任委员。

名医支招　如何防治烧伤

上海市医学会百年纪念科普丛书

52. 什么样的伤口需要植皮

深度烧伤，不管是早期切、削痂或蚕食脱痂，肉芽创面大的需要植皮来促进创面愈合和最终消灭创面。

由于皮瓣的组成含有皮肤与皮下脂肪组织，故其用途较为广泛，不仅可以修复皮肤的缺损，亦可修复深部组织缺损或由于深部组织缺损所造成的畸形。①早期深度烧伤引起的深部组织缺损，例如手部Ⅲ度烧伤或严重电烧伤在切除焦痂或扩创后，肌腱或神经外露，无法利用其附近皮肤缝合，为了修补缺损及覆盖深部组织，并使功能获得较满意的恢复，可采用皮瓣移植。②深部瘢痕与组织缺损，例如由于广泛瘢痕与深部组织粘连，以至功能障碍，或深部组织，如肌腱、神经、骨骼等损伤需要修复或移植等，应先用皮瓣修复，使局部有正常的皮肤软组织覆盖，再进行深部组织的修复。③器官再造，因严重烧伤或炎症造成的器官部分或全部缺损，如鼻、唇、手指、生殖器等可用皮瓣进行再造。④面颊部缺损或洞穿缺损畸形的修复，可用具有衬里的皮瓣或双重皮瓣进行修复。

（董肇扬）

53. 植皮失败的原因有哪些

深度皮肤缺损创面往往需移植自体皮肤组织来完成最终的创面封闭。根据所移植皮肤组织是否携带皮下组织，皮肤移植分为皮片移植即植皮术和皮瓣移植。所移植的皮肤能否存活主要取决于移植皮肤与受区组织能否建立有效的血液循环，与创面基底，皮片黏附和患者身体状况等因素相关。就患者而言，主要做到植皮术前尽可能改善全身基础疾病；植皮术后，皮片存活前注意术区制动，皮片存活后注意保护和清洁愈合区域，避免新生组织受损。

植皮失败的常见原因有如下几点。

（1）移植床创面有坏死组织残留，或骨质肌腱等组织暴露，创面基底无良好血供。

（2）创面感染，影响皮片存活，导致所移植皮片的溶解坏死。

（3）皮下血肿、大量炎性渗出物或异物残留，致皮片黏附不良。

（4）皮片缺乏良好固定，皮下产生死腔或皮片移动，影响皮片与创面之间的血供建立。

（5）低蛋白血症、贫血、恶病质、糖尿病、长期使用免疫抑制剂等是植皮失败常见的全身性因素，因此植皮术前尽可能改善全身基础疾病状况。

（6）因创面基底存在过厚纤维板，或下肢植皮术后下垂等因素，导致植皮区域静脉或淋巴回流受严重影响，组织水肿、缺氧，皮下积液，干扰皮片血供重建。

（牛轶雯）

54. 头部取皮应注意什么

头皮常为大面积烧伤患者的主要供皮区，也是首选的供皮区，头皮是全身皮肤最厚的部位，成人头皮厚 2.96±0.48 毫米，毛囊深、数量多，因毛发密集皮肤附件多，血液供应丰富，抗感染能力强，术后生长快，取刃厚皮片在 5～7 天内可愈合，最迟在 10 天内可再次供皮，通常头皮可反复供皮 6～8 次，甚至 10 次以上，基本上还不出现瘢痕增生，不影响头发生长。但每次取皮厚度要控制在刃厚皮片，否则难于多次采取，特别是小儿因皮肤薄易取至皮下，取皮厚度不超过 0.3 毫米，取皮次数也应相应减少，取皮过深或多次取皮累及生发层，会影响头皮生长、遗留瘢痕，术后发生斑秃，因此小孩取头皮要特别注意取皮厚度，不可过厚。

（董肇扬）

55. 头皮取皮移植后会长头发吗

皮片移植是一种较为简单而常用的皮肤缺损修复的方法，头皮因烧伤机会少、毛囊多、血运丰富、愈合快（一般一周后愈合）、可多次重复取皮且不留瘢痕，具有"天然皮库"之称，故常为大面积烧伤患者的主要皮源，也是首选的供皮区。那么问题来了，取头皮移植到其他部位，移植过去后皮肤会长头发吗？

答案是不会的。皮肤分为表皮和真皮，头发的生长需要结构完整的毛囊，而毛囊在头皮的真皮层深处。在头上取皮时只取表皮和小部分真皮，不会取到毛囊。也就是说，毛囊还留在头上，那块皮肤移植到其他地方并不会长头发。

同样的问题，取头皮移植到其他部位，头上的那块还能长头发吗？答案是可以的。头上取皮后并没有破坏头上的毛囊，因此不会影响头发的生长。当然，如果头皮取皮次数太多或间隔时间太短、本身及邻近部位烧伤或感染，可能会影响部分头发生长。

（唐洪泰）

56. 父母或亲属的皮肤能移植给小孩吗

儿童出现大面积烧伤或小面积的严重深度烧伤，创区无通过换药愈合的可能，基本都需要通过植皮手术来覆盖创面。如植皮面积较小，自身正常皮肤组织充足，可直接予以自体植皮手术；如所需植皮面积较大，自身正常皮肤组织不够，可先予以失活的异种皮或异体皮覆盖保护创面，后期再给予正常自体皮肤少量多次覆盖。

皮肤是人体最大的器官，因此在皮肤移植上也需要遵循器官移植的基本原则。如未在配型成功的基础上予以父母或亲属的皮肤进行植皮，必然会出现排异反应，导致植皮手术失败。因此，原则上尽量进行自体皮移植或异体(异种)皮早期覆盖，后期自体植皮手术。

（方　勇）

57. 皮肤移植后要注意哪些事项

皮肤移植后应注意以下几点。

(1) 适度限制术区活动，避免移植皮片移位。

(2) 定期换药，视植皮区域渗出情况决定换药频率；如出现创面感染应该增加换药次数，并根据药敏情况选用外用药物控制局部感染。

(3) 定期检查皮片是否转色存活，皮片下是否有积血积液，及时发现积血积液予以充分引流，如发现有活动性渗血予以彻底止血。

(4) 全厚皮片一般需行加压包扎，术后一般 7～10 天或视情况拆除外包扎敷料，其间避免打包松散，保持局部干洁；如发现打包外敷料渗出较多或有异味等异常情况需立即打开包扎检查皮片存活情况。

(5) 下肢移植皮片避免过早下地活动；下床活动时建议使用弹性绷带，减少移植皮片下充血。

(6) 皮片存活后会出现瘙痒等不适，应该轻拍不适部位减轻瘙痒感，或遵医嘱外用止痒药膏等，尽量不要搔抓以造成皮肤破溃、感染。

(7) 避免植皮区过度光照，以避免局部色素沉着。

(8) 清淡饮食，避免辛辣刺激食物，避免抽烟饮酒。

(9) 皮片存活后移植术区需行抗瘢痕治疗至少维持 6 个月。

（郇京宁）

58. 什么创面需要做皮瓣移植

皮瓣移植术是将由皮肤和皮下组织构成的组织块即皮瓣，通过带蒂或游离的方式从身体的一处转移到另一处，以达到修复创面或器官再造的目的。

皮瓣自身有血液供应，同时又有皮下脂肪的优点，因而它的用途也就不同于游离皮片，主要用于以下几方面：①修复有肌腱、骨、关节、大血管、神经干等组织裸露的新鲜创面或陈旧性创伤。②器官再造。③洞穿性缺损的修复如面颊部洞穿性缺损，除制作衬里外亦常需要具有丰富血运的皮瓣覆盖。④局部血运和营养状态差的创面如放射性溃疡、压疮等。由于局部营养贫乏，伤口很难愈合，通过皮瓣输送血液，改善局部营养状态，因而这种皮瓣最好是局部轴型皮瓣或岛状皮瓣，且不需作断蒂手术，这样不仅可以保持修复区的良好血供，并可望有较好的感觉恢复。

（赵烨德）

— 专家简介 —

赵烨德

赵烨德，中国人民解放军第四一一医院烧伤整形科主任，主任医师。

上海市医师协会烧伤科医师分会委员，中国医师协会美容与整形医师分会委员，中国研究型医院学会美容医学专业委员会常务委员、整形外科学专业委员会委员、烧创伤修复重建与康复专业委员会委员。擅长先天性畸形的修复、烧伤后瘢痕的治疗、激光美容。

59. 创面可用诸如猪皮、异体皮等生物敷料植皮吗

皮肤是人体最大的器官，含丰富的腺体、血管和神经，具有防御、分泌、排泄、感觉、调节体温和参与免疫等多种功能。烧伤，特别是大面积烧伤后皮肤不同程度遭到损害，是造成烧伤后休克、感染、多器官功能障碍、创面愈合不良以及瘢痕形成的根本原因。尽早覆盖创面对于减少并发症、降低死亡率具有重要意义。异种皮和异体皮都是良好的活性生物敷料，可以暂时恢复受破坏的皮肤屏障，缓解疼痛，减少体液成分的丧失、有助于防止感染并促进创面愈合。

　　猪皮与人体皮肤结构类似，移植后易于成活，是目前临床应用最多的异种皮。猪皮主要用于覆盖大面积烧伤切痂创面，也可以替代其他敷料用于浅度烧伤创面。异体皮来自于同种的人体，故能有效降低抗原性，减少排斥反应；但其来源极为有限、价格高昂。临床上同种异体皮肤主要应用于大面积烧伤患者创面覆盖，尤其在混合皮肤移植中发挥重要作用。

　　其他常见的生物敷料有羊膜、甲壳质、丝素蛋白、胶原蛋白以及海藻酸纤维敷料等。

（王志勇）

特|色|篇

60. 非烧伤的伤口为什么常常被推荐到烧伤科治疗

烧伤科医生经常会面对一些患者的疑惑："我又不是烧伤，为什么让我看烧伤科?"这种情况在没有设置伤口处理中心的医院多见，说明伤口复杂，普通的外科换药室无法处理。如果伤口处理中心也推荐患者到烧伤科就诊，说明伤口可能需要手术了。

随着生活水平的不断提高，严重烧伤逐渐减少，交通伤逐渐增多，伴发严重污染的皮肤软组织毁损伤、撕脱伤日趋常见，有时骨折长好了，皮肤却没长好。同时伴随国民寿命日益延长，慢性疾病患病率逐年增加，难治性皮肤损伤也越来越多。这些患者多数是由于糖尿病、下肢静脉曲张、下肢血管闭塞、长期卧床局部受压、痛风、肿瘤放射治疗造成，多散布于内科、放疗、外科门诊等科室就诊，自己重视不够，注意力多放在原发病上，很少去关注这些疾病引起的伤口问题。特别复杂的伤口，常给患者带来很大困惑。一旦发生这种情况，建议患者去烧伤科治疗。

（程大胜）

—— 专家简介 ——

程大胜

程大胜，海军军医大学附属长海医院烧创伤中心副主任医师，上海市医学会烧伤外科专科分会委员，上海市药学会抗生素专业委员会委员。擅长复杂创面处理及烧伤后康复治疗，在新型烧伤外用敷料研究方面有较深造诣。

61. 慢性伤口是怎么回事

慢性伤口，从字面上看就是外伤后或自发破溃后长时间无法愈合的伤口。慢性伤口的时间标准在 20 世纪 90 年代以前是 3 个月，后逐渐修正为 6～8 周，最新的标准是 1 个月长不好或者没有长好的趋势。

人的皮肤处在不断更新之中，表层皮肤大概 4～8 周就会更新一遍，表皮细胞不断地死亡和生长，洗澡时身上搓下的"泥"实际大多是死亡表皮细胞的"尸体"。如果表皮的生长更新速度跟不上细胞损伤和死亡的速度，就会出现慢性伤口。表皮更新能力降低的原因，其实就是慢性伤口形成的原因，可分为全身因素和局部因素。全身因素包括高龄、营养不良、糖尿病、长期使用激素（皮质激素）、全身严重感染、全身化疗、某些自身免疫性疾病等，伤口局部的因素包括下肢血管闭塞或静脉曲张引起的血供不良、截瘫或偏瘫引起的神经营养不良、局部难以控制的感染、骨头隆突部位长时间受压、局部放疗、痛风结节、异物长期存留等等。

慢性伤口是一种长期消耗性疾病，虽通常不会立即威胁生命，但严重影响患者原发病的治疗效果和生活质量，也给家庭带来沉重的照料和经济负担。如果伤口发生感染扩散或大出血，使患者长期卧床引起坠积性肺炎、静脉血栓形成或脱落后造成脑梗、心梗、肺梗，可加重原发病甚至危及生命。伤口造成的营养丢失可使全身营养状况恶化，少数后期可发生癌变。

临床上最常见的慢性伤口有糖尿病伤口特别是糖尿病足、压疮、静脉曲张性老烂腿、动脉闭塞性肢端坏死。其中糖尿病足占到慢性伤口的 15％～25％，约占糖尿病患者 20％，截肢的相对风险是普通人的 40 倍，且 5 年内再截肢的接近一半。

并不是有上面这些疾病的人都会形成慢性伤口，很多时候是患者自己没有这方面的意识，小伤口没有得到及时正确的治疗，逐步发展成慢性伤口。门诊遇到很多患者，往往伤口溃烂得十分严重才告诉家人，才到医院来就诊，极端的例子甚至有新鞋磨出一个小疱，最后发展为小腿中段截肢。

慢性伤口重在预防！有上面这些高危因素的患者应根据自身情况做好预防。比如糖尿病患者要控制好血糖，穿宽松的厚底鞋，有小伤口特别是下肢的伤口，及时到医院就诊。静脉曲张的患者坚持穿医用的弹力套。长期卧床的人要选择气垫床并按时翻身。

一旦有了慢性伤口也不用怕，首先要保证全身营养、控制全身感染和炎症、治疗原发病，比如调整血糖控制方案、动脉闭塞可去血管外科疏通血管放置支架，静脉曲张可行剥除手术。伤口局部处理建议去伤口治疗中心，如果没有则去烧伤科。医生会综合运用多种现代伤口处理技术，比如新型伤口护理敷料、微动力负压材料，控制感染、去除引流坏死组织和毒素、促进伤口愈合。如果门诊解决不了，医生会建议住院手术治疗，也有水刀微损伤清创、负压封闭引流等新的手段,原则上要把慢性伤口变成急性伤口。不过大家需要了解,慢性伤口不是一天形成的,换药也不可能一周就换好,手术通常也不会只需一次,治疗慢性伤口要有足够的耐心。

（程大胜）

62. 慢性窦道的诊治

窦道是一端与体表相通,另一端在体内形成盲端的不正常腔道。常存在慢性炎症,并可能反复感染加重而溢脓溢液。虽然多为局部的小病变,但因迁延不愈,严重影响患者心情及生活质量。

造成慢性窦道的常见原因有如下几点。

（1）腹腔镜术后,脐部切口瘢痕增生,掩埋脐孔,脐部皮肤代谢产物排出不畅,感染后形成窦道。由于腔镜手术微创恢复快,受医患双方青睐而手术人数量很大。手术只需在皮肤上打三四个小洞,而不需要切开长长的刀口。小洞之一常会选择在脐旁,以隐蔽瘢痕。但如碰到有瘢痕体质的患者(占极少数),增生的瘢痕可能会大于脐孔,甚至掩埋脐孔,形成窦道。

（2）截瘫患者臀部压疮,周围瘢痕收缩后,中间形成窦道。患者因脊髓损伤,导致截瘫,损伤平面以下感觉及运动障碍,由于不能自主运动,必然长时间卧床或坐着,同时不能感知受压后的不适,容易导致骨性突起部位,特别是坐骨结节表面皮肤软组织坏死,形成压疮。长时间愈合困难的压疮很容易形成窦道。

（3）增生性瘢痕内皮肤附件(毛囊、汗腺、皮脂腺等)代谢产物难以排出,反复感染形成窦道。有些瘢痕体质的患者,瘢痕内残留有毛囊、汗腺、皮脂腺,且这些皮肤附件处于不断的新陈代谢之中,其代谢产物因瘢痕的阻挡排出困难,在瘢痕内可能导致感染,形成窦道,同时刺激瘢痕的进一步增生。

（4）皮肤、皮下组织受伤后延迟愈合,形成窦道。有些皮肤软组织损伤后,深部因残留坏死组织、异物等,或因伴有慢性感染,伤口未能及时愈合,形成窦道。

（5）慢性骨髓炎、关节炎与体表相通形成窦道。因外伤等多种原因造成骨、关节与外界相通,形成慢性感染及窦道,内常遗留坏死骨或软骨碎片。

慢性窦道与周围正常组织之间往往是挛缩或增生的瘢痕,由于瘢痕挛缩,压迫血管,造成其内侧组织的血液供应障碍;之内是肉芽组织,其中可能包含异物、变性坏死组织、异位的上皮组织等慢性炎症的刺激原,肉芽及周围瘢痕内长期残留大量炎性细胞,且处于激活状态,对线结等异物敏感性高,导致手术后容易发生再次感染而使窦道复发;肉芽内侧的腔道壁上及腔道中常有细菌生物膜存在,耐受抗生素、消毒剂及人体免疫细胞的攻击,难以彻底清除。

特 别 提 醒

　　大部分慢性窦道难以预防,因为它的形成与伤情、体质等不可控因素有关。但如果早期处理伤口时主管医生能注意到相关因素的话,可以减少慢性窦道的发生率。如果是截瘫患者,按时翻身,避免局部皮肤长时间受压,防治压疮发生,则可避免慢性窦道的产生。

（俞为荣）

—— 专家简介 ——

俞为荣

　　俞为荣,医学博士,上海交通大学医学院附属第九人民医院北部院区烧伤整形科副主任医师。擅长糖尿病足、慢性溃疡、窦道、手术切口愈合不良等疑难伤口诊治,以及皮肤软组织缺损与感染诊治、(大面积)烧伤救治、烧创伤创面处理、瘢痕防治、体表肿块及畸形等治疗。

63. 烧创伤后的残余创面

　　残余创面的定义:残余创面指烧伤/创伤初步治疗后残留的未愈合创面,或者愈合后因各种原因再次出现的创面,常反复破溃、感染,经久不愈,治疗较为困难。

　　残余创面的原因:深度烧伤创面愈合或植皮后,表皮与真皮间结合力降低,外力易引起水疱反复破溃;皮脂腺、汗腺分泌受阻,易形成感染灶扩散;创面耐药细菌多,破坏阻碍修复;高龄,营养差,合并其他基础疾病,造成愈合能力下降;功能锻炼造成瘢痕反复破溃,上述原因都可引起残余创面。

　　残余创面的临床表现:残余创面多为斑点或小斑片状,创缘上皮生长停滞,出现过度角化并增厚,其下潜藏小脓点。肉芽水肿、老化,肉芽面上或痂下出现斑点状或虫蚀样小溃疡并逐步扩大,伴脓性分泌物,严重时融合成片并继续向周围侵蚀。

　　残余创面治疗原则:早期预防,正确处理,控制感染,积极去除诱因,促进再生修复。深度创面早期切削痂手术，提高植皮存活率；愈合创面精心护理，避免受压、潮湿和感染；康复锻炼时使用弹力套或弹力绷带，出现水疱及时处理；改善生活环境，以上措施均可有效避免残余创面的形成。直径不超过 5 厘米，总面积小于 5%～10% 的残余创面经淋/浸浴、换药引流、外用敏感抗生素和各类生长因子等保守治疗后多能封闭，面积较大或溃疡较深的残余创面，需要皮片移植或皮瓣转移修复。水刀精准清创、负压封闭引流技术、真皮支架等生物敷料、新型敷料等为残余创面提供了新的治疗手段。

（程大胜）

64. 残余创面水疗的作用有哪些

残余创面清洁度低、局部血供较差，创面及创周常定植大量细菌，而且多以耐药菌为主，创面感染概率高，临床治疗周期较长，措施更为复杂。大范围残余创面植皮准备时间更长，而且植皮存活率较低。可以说，残余创面的处理是摆在所有烧伤科医师面前的难题。

水疗是治疗残余创面的有效措施，其作用主要为：①流动的水流会带走创面大量细菌及毒素，降低创面感染概率；②流水冲洗或浸浴将促进创面痂皮及坏死组织溶解脱落，并起到充分引流作用；③浸湿的敷料易于揭除，减轻换药时的疼痛和创面出血；④湿润清洁的创面，为上皮生长提供良好环境；⑤略高于皮肤温度的水温可改善局部血液循环，促进创面愈合；⑥特制浸浴设备的水流具有按摩作用，可以改善局部血液循环，也能对肌肉的按摩起到物理治疗的作用；⑦增加患者主动和被动的运动，有利于肢体功能的恢复。

残余创面水疗与其他治疗措施不冲突，可联合使用，但在使用过程中应注意水温维持 35～40℃，首次水疗时间不宜过久，30 分钟内为宜；对于需较大面积局部水疗或全身水疗的患者，若进食欠佳，水疗前应适量补充能量，避免水疗过程中虚脱，且在水疗过程中医护人员要密切观察患者呼吸、脉搏等，如有不适及时停止水疗。

（马　兵）

—— 专家简介 ——

马　兵

马兵，医学博士，海军军医大学附属长海医院烧伤外科副主任，副主任医师，副教授,硕士研究生导师。中华医学会烧伤外科学分会青年委员,中华医学会灾难医学分会青年委员,中国医药教育协会烧伤专业委员会常务委员,上海市医学会烧伤外科专科分会委员。

65. 什么叫压疮，怎样预防压疮的发生

压疮俗称褥疮,压疮顾名思义是"压出来的",是局部组织在长时间受压或剪切力作用下,局部持续缺血、缺氧、营养不良而致的软组织溃烂和坏死。压疮易发生在骨质凸出的部位,如骶尾部、坐骨结节、股骨大转子、足跟部等。常见于瘫痪、长期卧床患者以及长期不良坐姿等患者。

根据压疮损伤程度和类型的不同分为六个期。一期：通常在骨突部位出现皮肤红斑,但皮肤完整;二期：部分真皮层缺失而出现表浅的开放型溃疡,底部为无坏死组织的、干燥或有光泽的粉红色创面;三期：全层皮肤缺失,可见皮下脂肪层;不可分期：缺损涉及组织全层,但溃疡的创面完全被坏死组织或/和焦痂覆盖,损伤深度无法判断。深部组织损伤期：由于压力或(和)剪切力造成皮下软组织受损,下层受损组织不暴露,但在完整的皮肤上出现紫色或者褐红色的局部变色区域,或形成充血性水疱。

创面分期的意义在于为伤口的评估提供标准,为治疗方法的选择提供依据。但是我们通常在临床上见到的创面,往往是各期并存,因此需具体问题具体分析。不同程度的压疮通常可通过保守治疗或手术治疗等手段进行修复。

鉴于压疮是受压引起的,因此减压,即避免皮肤组织长时间受压是预防压疮形成的关键。即使在压疮形成后的保守或手术治疗时也要积极减压,若不减压,任何治疗手段都不能达到预期的效果。

对长期卧床患者定时给予翻身是减压的基本手段,通常给患者每两小时翻一次身并辅以促进局部血循环的手段是目前临床应用的常规。近年来多种减压支持面器具不断问世,如交互式泡沫床垫、凝胶床垫、气垫、交替式减压装置、翻身床、悬浮床等,其中三交替气垫床是预防压疮和压疮治疗中较常用的手段。其原理是以三根气管为一个单位,由多个单位组成一个床垫,每个单位中始终有两根气管充气,一根气管不充气,并每隔9.6分钟交替一次,使得三根气管始终有两根气管支撑身体,而另一根接触不到身体,每隔9.6分钟交替一次使得支撑身体的气管发生更替,以避免身体各部位的长期受压,临床效果良好值得推荐。

（陆树良）

—— 专家简介 ——

陆树良

陆树良，教授，博士研究生导师。上海交通大学医学院附属瑞金医院创面修复中心主任，上海市烧伤研究所所长，上海市创面修复研究中心主任，中国医师协会创伤外科医师分会会长。长期从事创面修复的临床实践和理论探索，多次获国家科技进步奖、省部级科技进步奖。获中欧创面修复联盟的"杰出贡献奖"。获上海市优秀青年教师和上海市领军人才称号。

66. 放射性溃疡怎样治疗

放射性溃疡属于损伤性溃疡，皮肤软组织因受到大剂量放射线的照射，局部产生坏疽性皮炎，坏死组织脱离后形成急性溃疡，若溃疡迁延不愈则转变为慢性溃疡；亦可在慢性放射性皮炎的基础上发生溃疡，开始比较表浅，继后可因反复感染导致溃疡逐步加深。此类溃疡的愈合能力极差，溃疡边缘呈切迹，基底高低不平，深浅不一，肉芽组织不健康，周围皮肤软组织较坚硬，无弹性。通常无自愈倾向。

放射性溃疡的主要病理改变是由于电离辐射作用导致受损皮肤局部调控创面愈合的主要成分巨噬细胞功能受损伤口愈合"受阻"，形成难愈或不愈，通常需要植皮或皮瓣覆盖修复；同时由于电离辐射作用，可使溃疡周围和底部的皮肤组织中细胞 DNA 受损，如果溃疡创面依靠周围 DNA 受损的皮肤细胞通过自身的增殖修复了溃疡，也可因为 DNA 受损的皮肤细胞增殖产生的"子子孙孙"细胞也是不健康的，导致愈合后创面仍然会再次溃破。即使给予溃疡创面进行皮肤移植，也可因为溃疡周边和底部的 DNA 受损的皮肤细胞是移植的皮肤不能很好地存活，照样可以发生再次破溃。

通过手术植皮是放射性溃疡修复的主要方法，如何保证移植的皮肤不因周围 DNA 受损细胞的影响而再次破溃，有效的方法是切除溃疡周围和底部含有 DNA 受损细胞的组织。切除的范围需多大多深，这需要根据溃疡周围和底部放射性损伤的程度来决定。

（陆树良）

67. 糖尿病足怎样预防和治疗

糖尿病足是指发生于糖尿病患者足部的由糖尿病引起的一系列病理改变，其特征性改变包括：糖尿病足部血管和/或神经病变、糖尿病足部溃疡、糖尿病足部骨关节病变和感染等。糖尿病足是糖尿病的长期、慢性并发症。这里的糖尿病足特指糖尿病足部溃疡。

糖尿病足部溃疡发生机制复杂，可能和糖尿病及其异常代谢改变，如肥胖、高血糖、高血压、血脂异常、高尿酸和高胰岛素血症以及氧化应激、长期慢性炎症反应和异常的免疫反应等相关。糖尿病神经病变和糖尿病外周动脉疾病是糖尿病足部溃疡发生的危险因素。糖尿病足是糖尿病患者致残、甚至致死的重要原因之一。糖尿病患者常伴慢性周围神经性并发症，出现皮肤感觉异常，有麻木、针刺、疼痛、燥热等感觉，严重者甚至感觉丧失。对疼痛感觉不敏感可使糖尿病患者足部对外界损伤刺激的逃避反应减弱，更易发生损伤和病变。糖尿病慢性周围血管并发症，血管管腔逐渐狭窄，动脉灌注不足致微循环障碍，患者出现肢体麻木、疼痛、间歇性跛行等症状，也可发生皮肤和软组织溃疡和坏疽，严重者甚至需要截肢。

糖尿病足是可以通过适当手段预防或延缓其发生的。积极治疗糖尿病，严格控制血糖；严格控制高脂血症，少吃胆固醇及脂肪含量高的食物；积极治疗高血压；适度运动，维持正常体重；禁止吸烟；若有血管阻塞应及时去血管外科就诊，根据病情给予相应治疗。

糖尿病足因为发病机制复杂，治疗也需多种手段联合应用。如血管介入治疗、适宜的创面处理等。且因糖尿病患者血中的白细胞受高血糖等因素影响，功能异常，足部溃疡容易发生感染，严重者甚至发展为全身性感染甚至脓毒症。故糖尿病患者一旦发生皮肤破溃，千万不可掉以轻心，一定要及早去专科医院就诊，及早治疗，防止严重不良后果的发生。

（刘　琰）

68. 什么是下肢慢性溃疡

据英国《护理时代》调查报告称：大约 70％ 的下肢溃疡是由静脉高压引起，10％ 由动脉疾病引起，15％ 被认为是由动脉和静脉联合引起（混合型多因性溃疡），另 5％ 由外伤、感染等因素引起。因此，下肢慢性溃疡多由血管病变引起。静脉性溃疡，主因下肢静脉血液瘀积而致；动脉性溃疡，主因下肢动脉供血不足所致；糖尿病下肢溃疡是慢性、进行性血管病变演变所致。这些溃疡往往经久不愈，严重影响人们的正常生活和工作，有些溃疡甚至会"癌变"或导致"截肢"。

下肢溃疡的主要的临床表现为溃疡创面反复破溃或经久不愈，创面污秽、肉芽不健康，周围皮肤萎缩变硬，常伴色素沉着、水肿和静脉曲张等症状。有关血管疾病检查方法主要包括：动静脉 B 超、DSA（数字减影血管造影）、CTA（CT 血管造影）、MRA（磁共振血管造影）等，可以明确评估动脉狭窄、堵塞程度和静脉瓣膜功能或有无血栓形成。另外，还需要对可能的其他病因进行检查，如糖尿病、贫血、低蛋白、感染性疾病、风湿性、免疫性疾病等。病理检查对于下肢长期的慢性溃疡是必需的，证实相应类型，并用以排除溃疡恶变。溃疡局部的处理包括溃疡换药、清创、植皮或皮瓣等。尽量清除坏死组织和异物，控制感染，促进肉芽增生，行植皮或皮瓣手术治疗。红外线、微波及高压氧等可用于慢性溃疡的辅助治疗。血管性溃疡还必须至血管外科进行病因针对性治疗，方法包括有曲张静脉剥脱、交通支静脉结扎、深静脉转流和瓣膜重建、动脉取栓、扩张、支架、搭桥、静脉动脉化等。

（贲道锋）

—— 专家简介 ——

贲道锋

贲道锋，医学博士，海军军医大学附属长海医院烧伤外科主任医师、教授，博士研究生导师。上海市医学会烧伤外科专科分会委员、创伤专科分会委员，中华医学会烧伤外科学分会创面修复与组织工程学组委员。多次获得国家科技进步奖。

69. 下肢血管性溃疡怎样预防和治疗

下肢血管性溃疡可分为静脉性溃疡及动脉性溃疡。

（1）静脉性溃疡：通常是由于下肢静脉瓣（静脉内的单向阀门）功能不全，不能阻止静脉内血液逆向向下流动，导致下肢的血液难以顺利回流到心脏，而引起血液在局部淤积，静脉内压力增高，使静脉发生曲张，从而有破溃的可能。由于静脉血液回流不畅，造成足靴区毛细血管内淤血，局部氧气、营养供应不足，组织易损,愈合困难。毛细血管内压力高,可使血细胞渗出到血管外,红细胞在血管外破坏,局部铁血黄素沉积,造成皮下色素等代谢产物沉着,影响组织代谢。以上因素,使得足靴区容易出现静脉性溃疡。

由此可知,足靴区静脉性溃疡的根源是静脉瓣功能不全。而造成静脉瓣功能不全的原因则是久立或久坐,同时小腿以下肌肉、血管壁松弛,造成静脉扩张,静脉瓣被拉向周边而中间出现空隙,难以起到阻止血液回流的作用。

治疗静脉性溃疡首先要处理曲张的静脉。如果只是浅静脉瓣有问题,则可抽除或堵塞浅静脉。如果深静脉瓣也关闭不全,那只能穿着弹力袜或带动力泵功能的袜套,以促进下肢血液回流。当局部血运改善后,可以施行植皮等手术修复溃疡。在溃疡治疗期间,强调抬高患肢,并在床上做适当的下肢运动,以利于血液回流,保证局部循环通畅。卧床时间久后,病愈时下地需要有个循序渐进的锻炼过程,根据足部肿胀情况,逐渐延长下地锻炼时间,以保证不发生再次淤血,形成溃疡。

预防静脉性溃疡的办法就是避免静脉瓣关闭不全:避免久立或久坐不动。简单的办法就是需要久立或久坐时,定时运动小腿、足部肌肉,以维持肌肉及静脉壁张力,避免静脉扩张。对于需要久坐或久立的相关职业人员,建议用手机等设备定期提醒下肢运动。

(2)动脉性溃疡:是由于动脉粥样硬化、糖尿病动脉病变、动脉栓塞等造成下肢血液供应障碍而造成的溃疡。随着生活水平提高,生活习惯改变,人们往往摄入过多食物,除了引起肥胖外,一些剩余的代谢产物可以在血管壁等处沉积,使血管狭窄,同时由于血液中溶质增加,黏滞度升高,容易堵塞血管。

和静脉性溃疡一样,对于动脉性溃疡首先需要处理堵塞的动脉,改善局部血液循环,然后考虑治疗溃疡创面。目前对动脉栓塞的外科处理方法是放置血管支架,配合长期抗凝药口服,但仍有部分患者会再次发生血管堵塞。

预防的办法就是改善生活习惯,做到摄入与消耗平衡,避免过多摄入的物质在体内蓄积成为负担;控制高血压、糖尿病造成血管病变的基础疾病,坚持适当的体育锻炼,维持循环通畅,促进侧支循环建立。

特别提醒

血管性溃疡周围组织往往由于长期缺血缺氧,当血液供应恢复后,其愈合能力仍然较差。对此,可以通过红光照射等方法改善局部细胞的功能状态,恢复其愈合能力。

(俞为荣)

70. 外科手术切口愈合后反复肿痛破溃怎么办

外科手术切口愈合后反复肿痛破溃的原因多是皮下缝合的线结引起炎症反应，或残留其他异物、微生物、变性坏死组织等因素持续刺激炎症反应所致。处理的方法即手术清除相关炎症刺激因素，然后做深层连续缝合，保证拆线后皮下不留线头等异物或变性坏死组织，以免再次复发。

由于腹腔镜手术的大量应用，脐旁切口瘢痕导致的脐炎反复发作时有所见。其发病原因是，部分有瘢痕体质倾向的患者脐旁切口易出现增生性瘢痕，过度增生的瘢痕可覆盖脐孔，影响脐内代谢产物的排出，局部形成细菌容易繁殖的微环境，造成感染反复。治疗时就需要切除增生的瘢痕及脐内上皮，全层缝合伤口，避免复发。

对于某些深部皮下组织感染的伤口，则需彻底清创，充分引流，消除病菌(生物膜)生存、窝藏的环境；改善全身营养免疫状况；待条件成熟时再封闭伤口。否则反复手术难以愈合，其切口自然也会发生愈合不良。

（俞为荣）

71. 痛风结节破溃怎么治疗

痛风是一种由于嘌呤生物合成代谢异常致尿酸产生过多，或因尿酸排泄不良而致血中尿酸升高，尿酸盐结晶沉积在关节滑膜、滑囊、软骨及其他组织中引起的炎性疾病。临床表现为高尿酸血症及因尿酸盐结晶沉积所致的特征性急性关节炎、痛风石、间质性肾炎，严重者见关节畸形及功能障碍，常伴尿酸性尿路结石。多呈反复发作性。患者关节液中找到具双折光性的尿酸盐结晶可明确诊断。

痛风结节破溃首先需要对因治疗：尽量彻底清除破溃处的痛风石，再根据情况，通过缝合、换药、引流、植皮等办法修复溃疡伤口；除此之外，还应通过控制饮食、口服抗痛风药物等方法，控制血尿酸浓度，以减少痛风石的进一步沉积，避免再次破溃。足部的病损同样需要抬高患肢，改善循环。

（俞为荣）

康|复|篇

72. 烧伤后早期进食的优点有哪些

烧伤后，尤其是严重烧伤后，胃肠道是较早受"伤"的器官，也是缺血缺氧再灌注损伤的靶器官之一。单纯静脉液体复苏虽然能够有效恢复循环血量，却不能完全缓解胃肠道等脏器的缺血缺氧状态，加之再灌注损伤对人体造成二次打击，可导致所谓"隐匿性休克"。胃肠道损害后以及长期使用抗生素等因素可引起细菌和内毒素移位，导致肠源性感染，进而诱发全身炎症反应及多脏器功能衰竭。因此，对烧伤患者进行肠道复苏至关重要，其核心为早期肠内营养，优点如下。

（1）提供足量全面的能量和各种营养物质，改善全身高代谢状态，促进创面愈合。

（2）促进胃肠道蠕动和胰岛素释放，降低应激水平，减少应激性溃疡的发生。

（3）改善肠道血流，避免肠道隐匿性休克的发生。

（4）减轻肠道缺血再灌注损伤。

（5）改善肠黏膜细胞能量代谢，改善肠道微生态，促进肠黏膜增殖和修复。

（6）维护肠道结构和功能，降低肠源性高代谢和肠源性感染。

（7）减少 ICU（重症监护室）住院时间，减少费用，降低病死率。

（朱　峰）

73. 烧伤后饮食方面应注意哪些

严重烧伤患者的营养状况和预后密切相关。受烧伤程度、部位和病程的影响，患者的饮食选择有一个循序渐进的变化过程，即从液态的流质饮食逐渐过渡到半流质和普通饮食，逐渐增加含高蛋白、高维生素、适量脂肪的易消化吸收食物。烧伤后饮食方面需注意以下几点。

（1）烧伤早期有口渴感觉时，不能大量饮用白开水。患者可口服适量含盐饮料，但必须限制饮水量，以免大量饮水导致胃扩张，致腹胀、呕吐等而加重病情。

（2）根据伤情选择适宜的进食方式。烧伤后患者因疼痛、面部肿胀、口周创面、发热、食欲不佳等，可以先考虑一些易咀嚼、消化和吸收的流质或半流质食物，如牛奶、鱼汤、去油鸡汤、蒸蛋、粥类、蔬菜汁、新鲜果汁等，少量多餐，逐渐加量，一次进食不宜过饱。

（3）根据患者的饮食习惯选择含高蛋白、高维生素、适量脂肪的易消化吸收食物。清淡为宜，避免辛辣、油炸、烧烤、烟酒等刺激性食物。营养补充以胃肠道能够耐受为前提，欲速则不达，切忌强迫进食而影响食欲和加重胃肠道负担，致胃肠道功能紊乱。

民间传说进食酱油等深色食物与色素形成相关的说法，是没有科学依据的。烧伤愈后色素改变主要与损伤深度和个体因素有关，并受阳光照射影响，与进食深色食物无关。

（牛轶雯）

74. 烧伤康复主要包括哪些内容

烧伤康复治疗主要包括四个方面的内容：①医学康复，包括生命救治、创面修复、功能康复、容貌康复及心理康复；②教育康复，包括智力、生活、工作及社会适应能力；③职业康复；④社会康复。

烧伤康复治疗的具体内容有：①烧伤后康复知识的宣传教育；②烧伤后康复评定；③烧伤后正确的体位摆放；④提高患者肌力、耐力、平衡能力、协调能力、心肺功能，预防深静脉血栓、压疮的运动及综合治疗；⑤维持和扩大关节活动度的主、被动运动治疗；⑥提高患者生活、学习和工作能力的作业治疗、职业培训及就业指导；⑦预防、纠正关节畸形以及维持关节功能矫形器的应用；⑧促进创面愈合、辅助感染控制的物理因子治疗；⑨针对瘢痕增生挛缩、肢体肿胀、急慢性炎症、疼痛、瘙痒等问题的物理因子治疗；⑩烧伤后瘢痕与创面愈合的综合治疗，包括压力治疗、瘢痕按摩、瘢痕牵伸、瘢痕内药物注射、皮肤护理（针对色素不均、色素沉着、充血等）、激光治疗、掩饰性化妆技术等；⑪烧伤后躯体不适症状如疼痛、瘙痒、睡眠障碍的药物治疗；⑫烧伤后心理评估、心理咨询及心理障碍治疗；⑬烧伤后人体代谢紊乱的监测与治疗；⑭烧伤后脏器功能异常的监测与治疗。

（徐　顺）

徐　顺

徐顺，上海中医药大学附属第七人民医院烧伤外科副主任医师。中国整形美容协会瘢痕医学分会委员，中国康复医学会修复重建外科专业委员会瘢痕学组委员，中国医药教育协会烧伤专业委员会委员，上海市医学会烧伤外科专科分会委员。长期从事烧烫伤、热挤压伤，各种瘢痕、畸形的整复及各种难治性复杂创面、难愈性皮肤溃疡的修复等临床工作。积极探索研究中西医结合烧伤诊疗方案，开创了数项中西医结合烧伤特色治疗，取得了良好的疗效。

75. 烧伤康复需要等到创面完全愈合才能开始吗

现代烧伤治疗理念发生了重大变化，其突出特征之一是更加重视烧伤后功能重建与康复的有机结合。烧伤治疗绝不能只狭义地理解为单纯的创面愈合和保全生命。烧伤康复治疗不是等待患者创面愈合之后再开始的后期补充治疗，此时可能已经错过治疗的最佳时期，治疗效果得不到保障，患者治疗的依从性难以提高，甚至对康复治疗产生抵触情绪。烧伤康复治疗应从患者受伤后就开始，如体位的摆放，应用整形和美容的原则和技术早期处理深度烧伤创面等，均属烧伤康复内容并贯穿治疗全程，需要持续数月至数年。因此，对现代烧伤治疗概念的理解应包括早期救治和全程康复两大部分。

现代康复医学认为烧伤康复是一个连续的过程，应制定患者连续康复治疗的短期目标和长期目标。患者入院后应尽早制订个体化的康复计划并及时实施，依据烧伤的严重程度不同，应用多种康复方法综合治疗。康复治疗在患者入院当天就可以开始，重度烧伤患者早期也可给予适当的被动运动治疗以防止因长时间水肿和制动所致关节僵化和挛缩。根据烧伤的治疗和康复过程，可将烧伤康复治疗大致分为危重期、创面修复期、出院前期及出院后等 4 个阶段，各期可互相重叠，并无绝对界限。

尽管如此，在具体操作过程中仍应有所侧重，特别是客观情况受到限制的情况下。早期救治中要有机能及心理康复的理念及措施，并采取相应措施尽可能做到促进组织间隙渗出液的引流或吸收，减轻水肿，促进肌（包括胃肠道、血管平滑肌）张力的恢复；心理及精神上的积极引导、鼓励等，有条件要尽早开始。

（徐　顺）

76. 要重视大面积烧伤患者的心理改变吗

大面积烧伤是指超过全身体表 30％的皮肤均被烧伤,对全身影响较大,很多会伤及头面部、双手等重要部位,早期容易引起休克,治疗过程中有时需要气管切开和多次手术,治疗周期可长达一个月以上,因此对患者的心理状态可带来严重的影响。

烧伤早期,由于大多是在无准备和预感下突发烧伤,可能会面对伤残甚至生死问题,患者多会出现害怕、焦虑、不知所措和无助的心理,被意外伤害的会抱怨老天不公、自问为何受伤的是我,由于自己造成的事故则担心被责问而自责自罪。多表现为痛苦呻吟、麻木淡漠、反应迟钝,同时期望得到及时的抢救和治疗。家属应多安慰开导患者,增强其求生欲望和对医护人员的信心,不要以事故责任、毁容残疾、家庭困难等问题增加患者心理负担,鼓励其配合气管切开、导尿等感到不适的治疗措施。

烧伤中期,一般是感染期和创面修复期,病程较长,其间会反复翻身、换药、手术,有时会因为创面甚至全身感染造成病情反复、愈合速度减慢。这时期换药、术后可引起创面疼痛,翻身、防瘢痕体位引起体感不适,家属不能长时间陪伴带来空前的孤独感,家属能陪伴又担心子女无人照顾,担心治疗费用家庭无法承受。主要表现为情绪不稳、焦躁易怒、悲观多疑,对家人、医护人员莫名其妙、无理智地发怒发泄,不配合治疗和护理,甚至攻击自己。同时自尊心增强,对某些问题特别敏感,对家属的依赖加大且不容易满足。这个阶段家属应多和医生沟通,在不伤及患者自尊的前提下耐心开导,结合患者的爱好尽量满足其合理要求,鼓励其克服疼痛等困难接受治疗。一方面让患者感受到家人的温暖和爱、感受到家人"不放弃、不抛弃"的信念,同时也要明确告知患者自己在家庭、在社会中的责任,增强战胜伤病的信心。尽量不要加大患者对家庭事务和治疗费用的担忧,但也无须刻意回避,可告知患者有困难但一定能克服。另外,在符合病房管理的条件下,创造良好的休养环境,提供丰富多彩、营养适合的饮食,使患者感受快乐生活的气息。

烧伤晚期,也称功能康复期,创面逐渐愈合,患者开始发现大面积烧伤带来的色素改变、瘢痕形成、甚至容貌损毁、挛缩畸形及功能障碍这些不可弥补的损伤,开始担心丧失工作能力、自理能力和婚姻幸福,康复整形费用也会给其带来沉重的心理压力,功能康复锻炼同时还带来疼痛、愈合的深度创面反复糜烂破溃等问题。患者易表现为抑郁、愤怒、烦躁等,严重者会绝望,甚至有轻生念头。也有部分患者会因为疼痛或工伤报销不顺利，自暴自弃，不愿意进行艰苦的康复锻炼。家属体贴入微照顾的同时，首先自己要从内心接受患者的现状，要鼓励患者理智面对现实、能接受他人害怕躲避的眼光，也要督促患者功能锻炼，在医生指导下安排康复、生活和工作的计划，争取早日重返工作岗位和社会。

（程大胜）

77. 什么样的烧伤创面愈合后会长瘢痕

真皮损伤后，炎症细胞在局部聚集，清除坏死组织，然后成纤维细胞分裂增生，不断产生纤维蛋白填补缺损区域，以完成真皮的修复。修复过程中，重新产生的纤维蛋白无法按照原来有序的网状结构进行排列，形成紊乱分布的纤维组织，也就是瘢痕组织。瘢痕的形成虽然实现了真皮的修复，但是真皮组织的正常结构却无法完全恢复，比如纤维组织排列致密紊乱、血管分布稀少、神经分布紊乱、皮肤附属器消失等。

从瘢痕的形成过程可以看出，凡是涉及真皮损伤及修复的烧伤创面，理论上均可以形成瘢痕。因此，就烧伤创面的深度而言，深Ⅱ度烧伤及更严重的Ⅲ度、Ⅳ度烧伤，均为瘢痕愈合，而Ⅰ度和浅Ⅱ度烧伤，为非瘢痕愈合。

从愈合时间上来看，浅Ⅱ度烧伤 2 周以内可以愈合，深Ⅱ度烧伤的愈合至少需要 2 周以上的时间，因此 2 周以内愈合的烧伤创面一般不形成瘢痕；只有 2 周以上愈合的才会形成瘢痕。烧伤越深，真皮损伤越严重，修复时间越长，修复时组织紊乱越严重，瘢痕形成越明显。因此，愈合时间越长，瘢痕越严重。烧伤治疗的主要目的之一，就是加速烧伤创面的愈合，缩短治疗时间，从而减少瘢痕的形成机会。

（王光毅）

78. 烧伤后瘢痕挛缩畸形的发生及预防

挛缩瘢痕是以所引起的功能障碍特征而命名的瘢痕，由挛缩瘢痕所引起的功能障碍和形态改变，称为瘢痕挛缩畸形，多发生在面、颈部和四肢功能部位。主要是由于深Ⅱ度烧伤创面自行愈合后以及大面积Ⅲ度烧伤后由于自体皮源少、病情重，早期采用微粒皮移植，而功能部位如手足、双腋部等创面常不能及时、有效的封闭，而延至创面成为肉芽创面以后才植皮，愈合后瘢痕挛缩引发畸形。

烧伤后瘢痕挛缩畸形的预防胜于治疗。

（1）早期封闭创面：对于四肢功能部位的深度烧伤创面，应及时予以全厚皮或皮瓣移植修复；凡有较大面积皮肤缺损的创面，应及时行皮肤移植术修复；以阻止创缘的向心性收缩，减少瘢痕组织的形成。

（2）早期解除挛缩：治疗原则是切除和松解瘢痕，彻底解除挛缩。在烧伤的后期修复治疗中，对发生于功能部位的瘢痕挛缩，应早期施行手术，以免出现继发畸形，尤其是儿童时期。在等待手术时机期间，如为四肢关节部位的挛缩瘢痕，应指导伤员进行积极的功能活动锻炼。

（3）心理干预治疗：烧伤以其特殊的损害，对患者的生理造成了极大的伤害，同时烧伤作为一种应激源，可引起人体一系列应激反应，从而导致心理状态的改变，加之烧伤后功能康复、治疗是一种渐进性、长期性的过程，有时甚至是痛苦的，因此在对患者躯体疾患进行积极地治疗的同时，还要针对患者的各种心理问题进行针对性干预治疗，改善其心理状态，维持良好心态，使治疗能持续进行。

（4）早期康复治疗：烧伤后大部分创面封闭后即可进行康复治疗，包括早期关节功能训练、按摩、牵引、弹力压迫治疗、水疗、日常生活活动训练与功能性作业疗法等。

（苏　波）

79. 烧伤后防治瘢痕的主要方法有哪些

烧伤患者的救治，不仅限于保住生命，还需尽力使其功能康复、肤色恢复正常，达到生活自理进而回归社会。因此，烧伤后瘢痕的防治是不少人最为关心的问题，也是现代烧伤治疗的重要组成部分。

对烧伤后瘢痕防治分为两个时期，在创面愈合之前，主要的重点是预防和控制感染、适当的治疗方法促进创面早日愈合，对于深Ⅱ度及Ⅲ度创面应尽早行削痂或切痂植皮覆盖创面，尽早封闭创面，减少瘢痕增生的机会。

在创面愈合之后，主要通过以下方法进行瘢痕防治。

（1）体表瘢痕防治制剂：包括洋葱提取物、丝裂霉素C、咪喹莫特等。

（2）局部注射治疗：可应用博来霉素、糖皮质激素和5-氟尿嘧啶等局部注射，可使多数患者瘢痕变平或消退、疼痛减轻。与其他治疗方式联用可提高疗效。

（3）物理疗法：包括应用硅酮制品、激光治疗、放射治疗、冷冻疗法、压力治疗和黏性微孔低致敏性纸胶带等。

（4）手术治疗：对于瘢痕严重、已经成熟或接近成熟的瘢痕、保守治疗已无法纠正的瘢痕，只有采用手术治疗，尤其对于影响关节功能活动的瘢痕，即使没有完全成熟，也可以考虑手术治疗。

总之，瘢痕治疗的方法很多，但很难用一种方法解决瘢痕的问题，尤其不同时期的瘢痕具有不同的特点。烧伤瘢痕的发展时间可能达到 1～3 年，治疗时程较长。瘢痕的总体治疗原则是：早期治疗，联合治疗，持续治疗。

（吕开阳）

80. 瘢痕注射治疗方法有哪些

瘢痕注射治疗的方法有如下几种。

（1）局部注射皮质类固醇激素：主要作用是抑制成纤维细胞增殖，诱导成纤维细胞凋亡，影响糖及蛋白质的代谢。

（2）局部注射钙通道阻滞剂：可导致瘢痕萎缩、变软、变平，其作用机制可能是通过阻断钙离子通道，使瘢痕成纤维细胞停滞在分裂期，减少胶原合成而起作用。

（3）应用抗组胺药物：可减轻瘙痒症状。

（4）局部注射肉毒毒素（BTXA）：对神经肽 P 物质存在抑制作用，而神经肽 P 物质可以促进增生性瘢痕成纤维细胞的生长，加速胶质的分泌；同时，神经肽 P 物质也是瘢痕增生潮红、瘙痒的重要介质。另据文献报道，BTXA 用于治疗前列腺良性增生及诱导腺细胞凋亡都具有一定作用，这些都为应用 BTXA 治疗增生性瘢痕提供了理论基础。

（5）复合药物局部注射：治疗瘢痕疙瘩。

（赵烨德）

81. 烧伤后哪些情况可以用激光治疗

激光技术应用是近年来医学上瘢痕治疗的一个重要进展。烧伤后瘢痕可分为增生性瘢痕、表浅性瘢痕、萎缩性瘢痕、瘢痕疙瘩、挛缩性瘢痕和瘢痕癌。

除了瘢痕疙瘩和瘢痕癌不适用于激光治疗外，其余类型的瘢痕都可采用不同的激光技术来改善。比如,点阵激光联合药物超声导入适用于增生性瘢痕;表浅性瘢痕、萎缩性瘢痕适合点阵激光和/或微等离子治疗;挛缩性瘢痕适用点阵二氧化碳激光治疗以松解挛缩牵拉的瘢痕。

常规瘢痕治疗的同时可以采用复合激光治疗,利用脉冲染料激光、强脉冲光、窄谱强脉冲光等各自不同的靶基,改善瘢痕的血管新生,色素异常等表现。

此外,最新的研究显示,瘢痕的早期干预会带来更好的愈后,因此建议瘢痕患者尽早治疗,越早越好。

(姚　敏)

—— 专家简介 ——

姚　敏

姚敏,医学博士,博士研究生导师。上海交通大学医学院附属第九人民医院整复外科激光组专家团队领头人。上海市医学会烧伤外科专科分会委员,上海市医师协会整形科医师分会委员。擅长瘢痕综合治疗和激光美容,具有丰富的临床工作经验和解决疑难杂症的能力。

82. 激光治疗有哪些并发症

激光治疗瘢痕,在治疗能量适当的前提下,较少发生严重的并发症。常见的一些术后反应有红斑、紫癜、色素沉着/色素减退、水疱和结痂等。

红斑反应是最常见激光术后表现,是一种暂时性的皮肤反应,轻者2～3天可恢复,重者,如采用剥脱性激光治疗者,红斑可能会持续数月,但随着时间延长,都会缓解消失。

紫癜主要发生在采用脉冲染料激光改善瘢痕潮红,封闭瘢痕血管的治疗中,也是一种暂时现象,通常持续一周可消退。

色素沉着/色素减退等色素异常改变,在肤色较深或近期有日晒史的患者中高发,一般也是暂时性的,随着时间延长可自行缓解。因此,要求患者在治疗期间注意保湿和防晒。

水疱和结痂多见于瘢痕色素治疗中,由于表皮热损伤所致,是一种可预见性的反应。

较严重的并发症是瘢痕形成,主要见于激光剥脱性治疗,随着点阵技术的出现,瘢痕的发生率已有明显下降,但剥脱性激光治疗的能量控制以及术后防止感染,对预防瘢痕的发生至关重要。

（姚　敏）

83. 放射治疗能治疗瘢痕吗

放射治疗（下简称放疗）作为防止瘢痕疙瘩术后复发的治疗手段,被应用于治疗瘢痕疙瘩已有近 1 个世纪的历史。

（1）放射源的选择：常用的放射源主要有 3 种：①放射性同位素产生的 α、β 和 γ 射线；②X 线治疗机和各类加速器产生的 X 线；③各类加速器产生的电子束、中子束、负 P 介子、质子束及重粒子等。由于 X 线穿透力强,对周围组织损伤大,现已基本不用于瘢痕疙瘩的放疗。目前报道较多的为放射性同位素射线及加速器产生的电子线。

（2）放疗的剂量：一般情况下,认为放射的总剂量应控制在 20 戈瑞以内,而且建议分割方式治疗即采用单次剂量 5 戈瑞,连续放疗 4 天,以及单次剂量 4 戈瑞,连续放疗 5 天。这样既能达到较好的治疗效果,又降低了电子线放疗的并发症的发生。

（3）放疗的时间：目前普遍认为应在术后第一天就开始放射治疗。

（4）放疗的并发症：放射治疗瘢痕疙瘩的不良反应一般都比较轻微,色素沉着最为常见,其次是瘙痒和红斑,极少数患者对射线敏感,会出现皮肤感觉障碍、毛细血管扩张、皮肤萎缩等。只要停止放疗,对症处理即可缓解。

（5）放疗的预后：瘢痕疙瘩放疗的效果与多种因素相关,比如：放疗剂量、放疗时间、病变部位、面积大小、伤口愈合情况等。放疗后瘢痕疙瘩是否复发是我们最为关注的问题。一般认为复发率与瘢痕疙瘩的解剖分布有关,前胸、肩胛部等高张力部位的复发率远高于耳垂、颈部、耻骨上等低张力部位。

（赵烨德）

84. 什么是瘢痕磨削术

瘢痕磨削术是一种利用机械性磨损来治疗瘢痕的方法,通过对表皮和真皮浅层进行可控制的机械性磨削,将凹凸不平的瘢痕表面磨平。瘢痕磨削后,残存的皮肤基底细胞会迅速形成新的表皮,同时创面愈合时,可使皮肤表面的组织变化,并使真皮的胶原纤维和弹性纤维重新排布,使瘢痕变得光滑、平整从而达到改善外观的目的。瘢痕磨削术的常用方法包括磨削机磨削和微晶磨削两种。

瘢痕磨削术的适应证主要是表面凹凸不平的浅表性凹陷性瘢痕、烧伤后凸起性线状瘢痕或凹凸不平的片状瘢痕。如痤疮、天花、水痘、带状疱疹、湿疹、外伤、烧伤或手术后遗留的浅表瘢痕。程度较深的瘢痕往往需要多次手术，才能获得较满意的效果。对个别深而大的瘢痕还可与瘢痕松解、切除手术结合进行，治疗效果会更理想。色素沉着、皮肤发红、疼痛、水肿、局部栗丘疹、色素脱失和瘢痕增生是瘢痕磨削术的主要风险和常见并发症。

为避免或减轻瘢痕磨削术后并发症，应注意以下事项：①为预防面部出现色素沉着，术后可服用大剂量维生素 C，每日 1.5～2.0 克，避免日晒，外出时可使用防晒霜。②为促进创面生长，应敷用保湿的创面敷料。③术后辅助放射治疗，可以预防、治疗局部瘢痕增生。④术后恢复期避免进食过分油腻、刺激性食物。

（苏　波）

85. 常用防瘢痕外用药物有哪些

（1）硅酮凝胶：医用硅酮具有改善瘢痕表皮结构的功能，使瘢痕皮肤恢复稳定的内环境，减轻毛细血管充血和胶原纤维增生，从而防止增生性瘢痕的形成，可促使局部血液循环，改善瘢痕组织代谢和营养供给。凝胶基质可在皮肤表面形成一层薄膜，保持皮肤水分不流失，并可止痒，消除不适。

当前硅酮凝胶制品有四种剂型：膜剂、绷带、气雾剂、软膏剂。

1）硅酮凝胶膜剂：又分为自黏性硅凝胶膜和非黏性硅胶膜。商品化的自黏性硅凝胶膜包括仙卡（瘢痕敌）瘢痕敌、美皮护等，非黏性硅胶膜有瘢痕克等。在使用过程中，为使皮肤逐渐适应，应从每天贴 4～8 小时逐渐开始增加敷贴时间，直到 24 小时连续使用，一般需连续使用 6～9 个月。使用过程中，发现膜的黏性降低后可用中性洗液清洗，晾干后再重复使用。每张膜可反复使用 1 个月左右。以医用硅酮为主要成分的凝胶，使用时凝胶基质在瘢痕表面形成一层薄膜，减少皮肤表面水分蒸发、软化瘢痕，同时硅酮成分经揉搓后被皮肤吸收，促进局部血液循环，抑制瘢痕组织内成纤维细胞增生。使用较方便，便于涂抹到凹凸不平的瘢痕表面。

2）硅酮凝胶绷带：硅酮凝胶绷带是将硅酮凝胶直接涂抹在绷带上制备而成，兼具硅酮凝胶的药理效果及弹力绷带的压力治疗作用。

3）硅酮气雾剂：由于将硅酮制成气雾剂形式，使用时将气雾剂喷至瘢痕部位，轻轻抹平后即可。使用方便灵活，尤其是不受创面大小及部位（例如四肢关节等活动部位）的限制，瘢痕凹陷皱褶处也能覆盖，且不影响肢体的活动。可与弹力套、弹力绷带等联合使用，具有较强的制冷作用。

4）硅酮软膏：芭克等，涂抹于干净的瘢痕表面，轻揉搓即可，每日 2 次，使用 3～6 个月。

（2）积雪苷霜软膏：主要成分是积雪草总苷，有降低转酰氨基酶活性，减少酸性黏多糖和胶原量，抑制胶原蛋白的合成和分泌的作用。外用，涂患处。一日 3～4 次。

（3）康瑞保：复合肝素钠尿囊凝胶，本品为复方制剂，其组分为洋葱提取物、肝素钠和尿囊素。洋葱提取物可以抑制多种来源的成纤维细胞，尤其是瘢痕来源的，除了抑制其有丝分裂，还能减少细胞外基质（如蛋白多糖）的合成。肝素有抗炎症、抗过敏、抗增生及促进组织水合的作用，并能使胶原结构变疏松。尿囊素具有促进上皮形成、增加组织水合能力的作用。本药品的三种活性成分互相协同，能更好地抑制成纤维细胞增生，尤其是减少病理性的胶原过度增生。

（姚　敏　肖仕初）

86. 烧伤创面愈合后为什么皮肤颜色有浅有深

烧伤后皮肤颜色主要和皮肤内的黑素细胞有关。黑素细胞合成并分泌黑色素，然后传递给周围的表皮细胞，并停留在这些表皮细胞内，防止染色体受到光线辐射的损害，而发挥对表皮细胞的保护作用。黑素细胞位于表皮基底层部位，Ⅱ度以上烧伤均可引起黑素细胞激活或破坏，导致皮肤色泽的改变。

颜色变深主要是因为烧伤后色素沉着，色素沉着的确切发生机制目前尚未完全明了，一般认为可能与烧伤后皮肤血液循环不良、局部炎症刺激、理化因素导致局部代谢功能紊乱等因素有关。此外，烧伤后皮肤微循环异常改变，如回流障碍、血管数减少、血流淤滞等可能也是导致色素沉着加深的重要因素。其他多种因素如紫外线照射、化学物质刺激等可激活黑素细胞，导致色素过度沉着。

烧伤后皮肤颜色变浅主要是烧伤后色素脱失，其产生的机制是由黑素细胞受损或丧失，导致类似白癜风样的皮肤色素脱失，可由色素沉着转变而来，往往是一种永久性改变。

（朱世辉）

87. 为什么有些烧伤伤口愈合后反复起水疱并发生破溃

首先要从人体的皮肤组织结构说起，正常的皮肤组织分为表皮和真皮两层，表皮又由五层细胞层组成，由内到外分别为基底层、棘细胞层、颗粒层、透明层和角质层，其中基底层是一层分裂繁殖能力最强的细胞层，通过基底膜与真皮紧密连接，汗腺、毛囊和皮脂腺作为表皮的附件深入到真皮中。真皮由乳头层和网状层组成，乳头层与表皮基底层呈凹凸起伏的波浪状相连。表皮基底细胞层不断分裂增殖并向外移行成为外层细胞，而角质层表面角质鳞片不断脱落形成动态平衡。表皮和真皮共同形成皮肤，起到保护人体的重要功能。

烧伤后正常的皮肤组织被破坏，创面有植皮和自愈两种愈合方式。植皮是由刃厚皮移植覆盖创面，移植皮肤组织相对完整，自愈是通过残留的表皮基底层细胞或残留于皮肤附件的上皮细胞不断分裂增殖移行并向周缘扩展覆盖创面。所以烧伤愈合后的创面皮肤组织结构较正常皮肤菲薄和脆弱，而且在创面愈合后的一段时期内局部仍然有充血和水肿，在创面深层的组织压和静水压的作用下刚愈合的创面就容易产生水疱并发生破溃。

解决上述问题可以考虑深度烧伤创面以植皮手术为佳，创面愈合后可采用弹力套、弹力衣等压力疗法保护创面，不仅可以减少水疱破溃的发生，而且有利于控制瘢痕增生。

（王文奎）

88. 烧伤创面愈合后出现皮肤干燥、脱皮怎样护理

烧伤创面愈合后长出的新的皮肤缺少皮脂腺分泌的皮脂滋润，易出现皮肤干燥、脱皮等，属于Ⅱ度烧伤愈合后的正常和常见现象。因此，要细心护理新生皮肤。每日用温水浸泡或浸浴，并在此过程中尝试逐步去除创面表面的死皮及痂皮，但需注意不要强行剥除痂皮，以防损伤新生表皮组织。新愈合的皮肤要避免摩擦，外涂无刺激的润肤乳等保持皮肤湿润。新愈合的皮肤在半年至两年内避免阳光曝晒，外出时可涂防晒霜或使用防护衣帽。

未愈合创面可以涂抹孚诺（复方多黏菌素 B 软膏）、莫匹罗星软膏（百多邦）等创面局部外用抗生素药膏，然后用凡士林纱布加清洁纱布覆盖。应注意避免使用酒精、新洁儿灭酊等刺激性强的皮肤消毒剂，也应避免创面暴露导致愈合延迟。

（朱维平）

89. 烧伤创面愈合后出现瘙痒和疼痛怎么办

烧伤创面愈合后之所以出现瘙痒、疼痛症状，其原因一方面是因为新愈合的皮肤组织过量释放组胺、5-羟色胺、P 物质等，刺激神经末梢，引起局部瘙痒和疼痛；另一方面是因为愈合过程中神经末梢的再生导致敏感性增高；此外，由于新愈合皮肤表面皮脂腺分泌减少，皮肤干燥，也会加重上述症状。

治疗烧伤创面愈合后的痒痛，目前常用的处理措施主要有药物治疗和物理治疗。

（1）药物治疗：根据给药方式不同可分为局部用药和全身用药。①局部用药是指在新愈合创面局部外用药物来实现治疗目的，如尿素霜、积雪苷霜等药物具有保持皮肤湿润、改善局部新愈合皮肤的质量的功效，使用含有少量糖皮质激素的复方制剂具有止痒、抑制过度炎症反应和瘢痕增生的作用；②全身用药者，一般可以口服氯雷他定或孟鲁司特，通过拮抗炎性介质的过量释放而起到缓解症状的作用，部分症状较重病例也可以考虑使用长效糖皮质激素，如复方倍他米松（得宝松）7 毫克肌内注射，每日 1 次。

（2）物理治疗：包括冷疗、激光治疗、压力治疗、经皮神经电刺激治疗等措施。冷疗可通过降低神经末梢敏感性起效，但维持时间短；激光治疗以及压力治疗通过抑制瘢痕增生进而减少瘢痕组织分泌的相关神经递质起效；经皮神经电刺激治疗可通过低压脉冲电流刺激神经末梢，减轻症状，不良反应较少，但对于慢性疼痛缓解率较低。

特别提醒

需要注意的是，单一治疗措施难以有效改善症状时，应考虑采取多种措施的综合治疗，同时对于患者的饮食、心理等问题也要给予必要的关注和指导。

（马 兵）

90. 如何预防烧伤愈合后皮肤淤血发紫

烧伤创面愈合部位出现淤血发紫主要是因为愈合皮肤组织中真皮及皮下新生的血管过度充血所致。新愈合烧伤创面的血管网丰富且发育尚未完全成熟，在创面愈合过程中具有扩展血管作用和促进血管生长作用的细胞因子在愈合局部还保持较高浓度，因此新生血管网的血流量和流速均高于正常皮肤，血管也会屈曲变形，此时创面常因充血呈鲜红或暗红色。如果在上述原因的基础上，由于体位改变或肢体负重的影响，导致创面愈合部位静脉回流压力增高，淤血明显，局部就会出现发紫，甚至形成水疱、血疱。

预防措施主要包括：①压力治疗，也是最简单易行最主要的预防措施，即局部以弹性绷带或弹力套加压，减少局部充血，促进静脉回流；②抬高患处，高于心脏平面，促进静脉回流；③循序渐进地开展康复锻炼，尤其是下肢部位烧伤的患者，如需功能锻炼，需在压力治疗的辅助下进行；④选择性使用活血化瘀药物，促进血液循环，如三七片等药物；⑤物理治疗，可采用远红外线照射等措施促进局部血液循环。建议患者在条件允许的情况下坚持采用上述综合措施，尤其是压力治疗，建议使用至局部新愈合创面的颜色接近于周围正常皮肤颜色为宜。

（马　兵）

91. 使用弹力衣和弹力套的注意事项有哪些

（1）尽早开始使用：最好在拆除伤口缝线或伤口愈合后就开始，压迫疗法最有效的阶段是在伤口愈合后的半年至一年之内。在使用压迫疗法时，如果瘢痕的表面存在创面、水疱等情况，可暂时停止使用，也可在创面上垫上无菌敷料继续保持压力治疗。

（2）压迫的力量要适当：既不要影响肢体的血运，患者又可以耐受为限度，通常压力可以控制在 25～30 毫米汞柱，如果压力过低，则起不到治疗的作用，如果压力过高，则有可能造成静脉回流障碍，肢体水肿，甚至出现较为严重的并发症。治疗时，对于凹陷部位需填加毡垫或纱布块作为衬垫，使凹陷部位受力均匀。在治疗过程中，发现压力变小，也需要及时做出调整。在四肢关节部位进行加压疗法时，要十分注重关节的活动，适当进行功能锻炼，杜绝关节僵硬等情况的发生。

（3）治疗要有一定的时间长度：由于使用压迫疗法时，除了主观上感觉不舒服之外，还有影响美观的问题，所以有相当多的患者并不能坚持使用压迫疗法，从而影响到治疗的效果。而过早地停止使用压迫疗法，有可能引起反跳性瘢痕增生。因此，应尽可能坚持，主张一天 24 小时连续加压，更换衬垫物及清洗皮肤等一次时间不得超过 30 分钟，压迫治疗时间不得少于 3 个月，一般应达半年以上。如果感到压力过大难以忍受时，可以稍微放松，但停止的时间不可过长，一般压迫疗法要坚持 3～6 个月。8～12 个月后，多数患者可以停止压迫，但有些患者则要坚持使用 2 年。

（4）注意瘢痕固定体位：颈前瘢痕固定颈部于头后仰位，颈侧瘢痕固定颈部向健侧过屈位，腕、肘、膝部瘢痕可固定关节于伸直位，踝关节处瘢痕固定关节于中立位，手背部瘢痕应将掌指关节固定于屈曲 90°、拇指固定于对掌位、手指固定于伸直位。

（吕开阳）

预 | 防 | 篇 |

92. 怎样预防儿童烧烫伤

儿童烧烫伤是外科常见疾病之一，儿童在日常生活中稍有疏忽，就有被烧烫伤的可能。儿童烧烫伤的发生的场所主要是家中、学校和外出时。尤其对于学龄前儿童，家里又是最主要的烧烫伤发生场所。

首先，一个安全的环境至关重要。热水瓶、开水壶、热粥锅、热汤锅应放置在孩子不易碰到的稳妥地方。屋内电源插座及开关应置于高处，或用拉线开关较安全，家用电器应尽量置于年幼儿童不易拿到的地方，勿让小孩接触或摆弄。在浴室和厨房门口加个小围栏以避免宝宝闯入。凡化学药品如酸碱类及外用药应放箱上锁，不可让孩子接触。做到环境的安全布置，有些不幸的意外都是可以避免的。

其次，要做好安全宣教。安全教育从娃娃抓起。孩子牙牙学语时，就要告诉他们什么是危险的东西，不能碰。再大一些教给他们对水电等危险东西的正确知识，教会他们正确安全的使用方法。切勿用湿手或湿布接触电器，如电灯、收音机、电视机等，以免触电、烧伤。打雷时人应远离电器 2 米以外。请勿让幼小孩子随意玩火柴、点明火、点煤气灶、点煤油炉。小儿燃放爆竹、焰火必须有大人在场指导下进行。

再次，做好监护人的教育工作。给孩子洗脸、洗澡时应先放冷水再加热水，以免烫伤孩子手、脚。应用热水袋或取暖瓶时要盖紧盖子不使漏水，外加布套或裹毛巾置于脚后远处，不可紧贴孩子身体四肢。

最后，万一发生了烧烫伤，要有正确的急救知识。①冲：将烫伤部位用清洁的流动冷水轻轻冲洗，冷水可以散去热量，减轻程度。②脱：在充分的冲洗和浸泡后，小心除去衣物。可以用剪刀剪开衣服，不要强行剥去衣物，以免弄破水疱。③泡：对于疼痛明显者，可将伤处持续浸泡在冷水中 10～30 分钟，甚至更长时间。其主要作用是缓解疼痛，减轻烫伤程度。④盖：使用干净的或无菌的纱布或棉质的布类覆盖于伤口，并加以固定。这样可以减少外界的污染和刺激，有助于保持创口的清洁和减轻疼痛。⑤送：程度较重的烧烫伤要及时就医，就医途中也可继续冰袋等冷敷。此外，注意避免使用烫伤偏方，千万不要涂抹酱油、醋、酒、牙膏以及其他有色物质，以免影响医生对烫伤深度的判断。

（胡晓燕）

93. 怎样预防艾灸烧伤

艾灸是一种传统的中医治病、保健疗法，因其见效快、不良反应小、简便易行、经济实用等优点，越来越受到现代养生保健人士及中老年患者的青睐。艾灸操作，目前不再拘于医疗场所，很多美容养生机构甚至是家庭环境中都在开展。

由于艾灸是以火熏灸，施灸不当，有可能引起局部皮肤的烫伤，因此必须严格按照施灸原则和操作规程要求。以下是一些预防艾灸烧伤的措施。①施灸时要注意思想集中，不要在施灸时分散注意力，以免艾条移动，使得艾条与皮肤过于接近而烫伤皮肤。在为一些局部触觉、痛觉降低的患者施灸时，如老年人、糖尿病患者，必须格外谨慎。②化纤、羽绒等质地的衣料很容易燃着，因此施灸时一定要注意防止落火，尤其是使用艾炷灸时更要小心细致，以防燃烧的艾炷脱落翻滚致伤。③家庭成员之间互相施灸，需注意施灸距离的调节。对于皮肤感觉迟钝者，可用另一只手的食指和中指置于施灸部位两侧，以感知施灸部位的温度。这样既不致烫伤皮肤，又能取得良好效果。④施灸要循序渐进，初次使用艾灸，要注意掌握好刺激量，先少量、小剂量，如用小艾炷，或灸的时间短一些，壮数少一些，以免烫伤皮肤及其他不良反应。⑤选择质量好的艾绒。劣质艾绒，生硬不易成团，燃烧时火力不均匀，会发生熏烤时脱落，烫伤皮肤。

一旦发生艾灸烫伤皮肤，冷疗是现场处理最有效的方法：用冷水对创面进行淋洗、冷敷或用包裹冰块的毛巾等冷敷。冷疗开始的时间越早越好，持续时间最好达到 20 分钟以上，直至创面不感疼痛或疼痛显著减轻为止。冷疗同时，及时到医院的烧伤科就诊。

因此，还是建议去正规的医疗机构实施艾灸治疗。

（向　军）

94. 拔火罐时怎样预防烧伤

拔火罐是以罐为工具，利用燃烧的方法驱出罐内空气，在冷却时造成负压，使罐吸附于体表特定部位，产生广泛刺激，形成局部充血或瘀血现象，以实现防病治病、强壮身体的一种治疗方法。

操作不当时，燃烧的酒精或引物落在皮肤上往往引起烧伤。另外，拔火罐时间过长或压力过大也会引发局部皮肤张力性水疱。

预防措施包括：①酒精棉拧干，燃烧加热罐体时，在体侧操作。②拔罐时间控制在 5～10 分钟。③如不慎灼伤，及时冷敷。如有水疱发生，小水疱可待其自然吸收。保护大的水疱，防止污染和破皮，尽快就医。条件允许时也可引流水疱，外敷局部抗菌药物，并以纱布包扎。

（许　瑾）

95. 怎样预防热水袋和"暖宝宝"烧伤

热水袋和"暖宝宝"是冬季常见的取暖用品，使用不当却会引起皮肤烧伤。原因是能引起皮肤烧伤的最低温度为 44℃。"暖宝宝"的最高发热温度为 63℃，并可持续 12～20 小时均匀放热。还有许多家庭喜欢用高于 70℃ 的热水甚至沸水来冲灌热水袋。造成低温烧伤的温度虽然不是很高，但若接触时间长，常出现深层组织的坏死，后果甚至比瞬时高温更加严重。

为避免事故发生，使用热水袋前应检查是否已经老化。装水时，不要太满太热，装 70℃ 左右热水即可，并在加盖前挤出袋内空气，以避免塑料袋破裂。装水后要拧紧盖子。最好不要把热水袋整夜置于被窝内，而应在睡前将被窝焐热，睡时取出。

使用"暖宝宝"时应贴于内衣的外侧，不要直接贴于皮肤上，如有灼热感，应及时去除。睡觉时不可使用"暖宝宝"，以免睡着后"暖宝宝"长时间接触皮肤造成烫伤。合并糖尿病和局部血液循环障碍者使用时要随时注意皮肤情况，以免烫伤。

特别提醒

热水袋和"暖宝宝"烫伤在冬季并不罕见，却常不引起重视。尤其是"暖宝宝"、热水袋造成的低温烫伤，其治疗并不容易。人们应当提高重视，尽量避免低温烫伤的发生。一旦发生应立即就医，避免创面感染加重，导致严重后果。

（许　瑾）

96. 火灾现场怎么预防烧伤和吸入性损伤

在遭遇突然袭来的爆炸、火灾时，出于本能反应，许多人都会惊慌乱跑，呼叫求生。然而，由于火灾现场有大量未燃尽的烟雾、碳粒和有刺激性的化学物质，如果盲目、不断大声呼救，反而会使这些有害物质更多地进入呼吸道，导致"吸入性损伤"。

发生火灾时应尽快脱去着火的衣服，特别是化纤衣服。然后迅速卧倒后，慢慢地在地上滚动，压灭火焰。或用身边不易燃的材料，如毯子、雨衣、大衣、棉被等，最好是阻燃材料，迅速覆盖着火处，使其与空气隔绝。

在火灾现场，最重要的就是牢记：浓烟比大火更可怕！火焰烧伤时，切忌奔跑、呼喊、以手扑火。由于烟气大多会浮于上层，逃生时一定牢记用湿润的毛巾捂住口鼻，尽量放低身体逃生，不看热闹，避开浓烟，至通风良好的地方。清除口鼻分泌物和碳粒，保持呼吸道通畅，有条件者给予导管吸氧。

（胡晓燕）

97. 烧伤患者怎样预防静脉血栓形成

烧伤患者年龄大合并心脑血管病变等基础疾病；大面积烧伤，特别是双下肢烧伤伴创面感染患者，创面愈合时间长，需长期卧床、活动受限、下肢血流缓慢；长期使用翻身床俯卧位时下腹部髂、股静脉受压；反复静脉穿刺或深静脉导管留置对静脉壁的损伤；烧伤早期休克、血液浓缩，大量输血输液及药物导致血液凝血功能的改变等，都可能是导致烧伤患者并发下肢深静脉血栓形成的影响因素。

烧伤患者并发深静脉血栓重要环节就是预防。针对高危人群可进行健康宣教，讲解静脉血栓发生的病因、危险因素及后果，鼓励其勤翻身，做呼吸及咳嗽动作。早期进行功能康复训练，指导患者早期有意识进行下肢肌肉收缩训练，做肢体的主动或被动运动，适当抬高患肢，并可做肢体远端按摩及红外线治疗仪照射，促进静脉血液循环。大面积深度烧伤患者应早期行切削痂手术，缩短病程，创面愈合后鼓励早期使用弹力套和弹力袜。对需长期输液患者应经常更换输液部位，尽量避免长期在下肢静脉输液，避免反复穿刺股静脉抽血，抽血后按压的时间要长些，一般按压 10 分钟为宜。也可选择腋静脉等其他部位交换抽血。使用翻身床者，俯卧位时，应避免下腹部海绵垫压迫髂、股静脉，以免加重局部血流淤滞。

对已发生下肢深静脉血栓形成的患者，应严格卧床休息，抬高患肢，多饮水，预防便秘；同时积极进行抗凝、溶栓、抗感染治疗，并注意做好护理工作。

（徐　顺）

www.ingramcontent.com/pod-product-compliance
Lightning Source LLC
LaVergne TN
LVHW051122180726

843512LV00012B/909